別讓身體不開心❤！

潘懷宗博士把關，

讓你吃得最安心的一本食材大全，

聰明挑食健康煮，

絕不踩食安地雷。

潘懷宗
年代MUCH台
／
著

Contents

Chapter.1 蔬菜水果

{ Part.1 蔬菜 }

p.09 ……… 蘆筍

p.12 ……… 白蘿蔔

p.15 ……… 洋蔥·蒜頭

p.18 ……… 高麗菜

p.22 ……… 空心菜

p.25 ……… 花椰菜

p.28 ……… 小黃瓜

p.31 ……… 韭菜

p.34 ……… 薑

p.37 ……… 地瓜

p.40 ……… 馬鈴薯

p.43 ……… 竹筍

p.46 ……… 豆芽菜

p.49 ……… 冬瓜

p.52 ……… 絲瓜

p.55 ……… 南瓜

p.58 ……… 萵苣

p.61 ……… 莧菜

p.64 ……… 山藥

p.67 ……… 筊白筍

p.70 ……… 香菜

p.73 ……… 九層塔

p.76 ……… 蓮藕

p.79 ……… 辣椒

p.82 ……… 玉米

p.86 ……… 金針菇

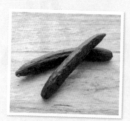

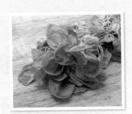

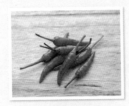

p.89 ········ 海帶
p.92 ········ 香菇

{ Part.2 水果 }

p.96 ······· 蘋果
p.99 ······· 檸檬
p.102 ······· 木瓜
p.105 ······· 鳳梨
p.108 ········ 番茄

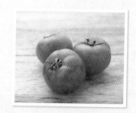

Chapter.2 海鮮

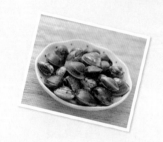

p.112 ········ 魚
p.116 ········ 蝦子
p.119 ········ 透抽
p.122 ········ 蛤蜊
p.126 ········ 魚丸

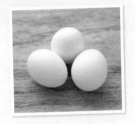

Chapter.3 肉類

p.131 ········ 雞肉
p.134 ········ 豬肉
p.137 ········ 雞蛋

Chapter.4 油品 & 乾料 & 調味料

{ Part.1 油品 }

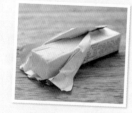

p.142········ 油
p.145 ········ 奶油
p.148 ········ 麻油
p.151 ········ 花生油

{ Part.2 乾料 }

p.155 ········ 花生

p.158 ········ 黑豆‧紅豆

p.162 ········ 冬粉

p.165 ········ 米粉

p.167 ········ 五穀米

p.170 ········ 紅棗

p.173 ········ 枸杞

p.176 ········ 米

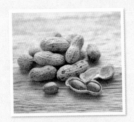

{Part.3 調味料}

p.180 ········ 胡椒

p.183 ········ 鹽

p.186 ········ 醬油

p.189 ········ 黑糖

p.192 ········ 咖哩

Chapter.5 市售熟食

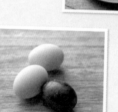

p.196 ········ 皮蛋

p.199 ········ 壽司

p.202 ········ 麵包

p.206 ········ 火鍋

p.209 ········ 麵餅食

p.212 ········ 豆腐

p.215 ········ 零食

p.218 ········ 早餐

Chapter.6 一週美味菜單，30 分鐘健康上桌

p.224 ········ 星期一　　海鮮咖哩冬粉‧涼拌海帶芽小黃瓜‧辣炒馬鈴薯絲‧肉絲絲瓜湯

p.226 ········ 星期二　　山藥烏龍麵‧蔥爆雞‧烤茭白筍‧金針菇味噌湯

p.228 ········ 星期三　　枸杞子地瓜葉‧塔香竹筍雞肉餅‧馬鈴薯蘋果沙拉‧冬瓜魚片湯

p.230 ········ 星期四　　烤雞胸佐萵苣‧蝦醬空心菜‧酥炸蛋佐甜醬汁‧蘿蔔味噌湯

p.232 ········ 星期五　　泰式炒高麗菜‧南瓜燉肉‧鮮蝦萵苣沙拉‧玉米海帶湯

p.234 ········ 星期六　　魩仔魚莧菜‧涼拌海鮮青木瓜‧蒜片鳳梨雞腿排‧蓮藕排骨湯

p.236 ········ 星期日　　豆芽沙拉‧玉米烘蛋餅‧蝦仁腰果炒蘆筍‧花椰菜濃湯

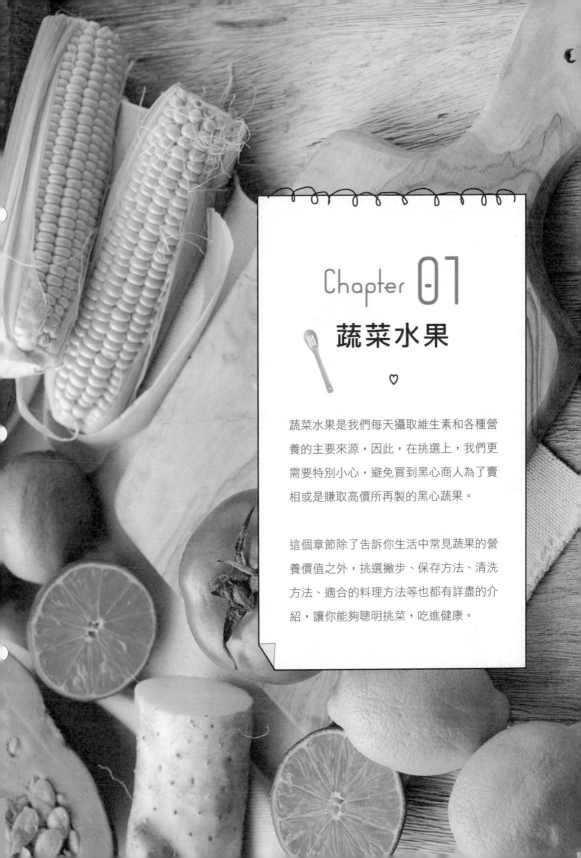

Chapter 01
蔬菜水果

♡

蔬菜水果是我們每天攝取維生素和各種營養的主要來源,因此,在挑選上,我們更需要特別小心,避免買到黑心商人為了賣相或是賺取高價所再製的黑心蔬果。

這個章節除了告訴你生活中常見蔬果的營養價值之外,挑選撇步、保存方法、清洗方法、適合的料理方法等也都有詳盡的介紹,讓你能夠聰明挑菜,吃進健康。

Part.1
蔬菜

蔬菜大王

蘆筍

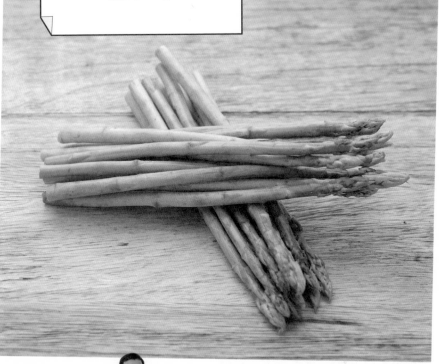

{ 食材特性 }

蘆筍是蔬菜大王，集天地之精華，是理想的食療保健蔬菜，和番茄相比維生素 A 多 1.5 ～ 2 倍、維生素 B1 多 3 ～ 6 倍、菸鹼酸多 3 ～ 7 倍、蛋白質多 1 ～ 5 倍。而維生素 B 群能修補神經系統、保護心血管，其中的葉酸 (也就是維生素 B9)，對神經系統提供必要的養分。孕婦多吃蘆筍，胎兒比較不容易有神經缺陷。老人食用後，也能減緩神經系統的退化。另外，蘆筍的纖維質多，常食用還能有效預防大腸癌、直腸癌。

{ 挑選方法 }

❶ 小蘆筍又叫綠蘆筍，含有很多水分，如果外表越扁，表示流失的水分越多，尖端上的筍花也會越大，表示這株蘆筍已經放很久了，會變得不好吃。

❷ 綠蘆筍的尖端若呈現潮濕狀，表示它已產生氧化，質感、味道就會有一點草腥味。

❸ 挑選蘆筍，最好是選購蒂頭呈現純白色，屬於比較新鮮的蘆筍。

❹ 由於蘆筍容易遭受蟲害，因此使用農藥機率很高，如果採買的預算足夠，不妨選擇有機栽培的蘆筍，盡量挑較為纖細的蘆筍，吃起來口感相對清脆。如果無法選購有機的蘆筍，料理之前一定要徹底洗淨。

❺ 買蘆筍的時候，摸起來冰涼的蘆筍，表示在運送過程中經過冷凍或冷藏的保存，確保蘆筍的鮮度，因為蘆筍若處於高溫環境或不透氣的空間，都會影響其品質。

☑ 保存方法

細細長長的蘆筍該怎麼保存，營養價值才不會流失呢？首先，將一大把蘆筍的根部乾掉的地方切掉，再拿一張廚房紙巾沾點水，從蘆筍根部包覆起來，紙巾外面再罩上鋁箔紙或保鮮膜，藉此將根部的水分封在裡面，保持蘆筍的新鮮。

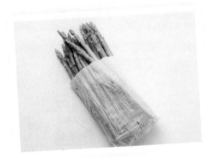

{ 適合的料理方法 }

蘆筍很細長，究竟要如何清洗，才能洗掉蘆筍尖部的髒污呢？其實只要把蘆筍的尖部朝下，浸入水中，用手撈水的方式，藉水波的流動洗淨。

洗淨之後，拿廚房紙巾擦拭，將蘆筍包覆在紙巾裡，輕輕拍壓，就可以拿來做菜了。

料理的時候，青綠的小蘆筍因為整株都是水分，所以不容易入味，下鍋煮的時候，不妨放點鹽，藉此釋放食材的味道，還能去除青澀味喔！

 { 網路小迷思：珍貴的白蘆筍，營養價值比綠蘆筍高？ }

蘆筍分成「白蘆筍」和「綠蘆筍」，尚未長出地面的蘆筍嫩莖，就是白蘆筍，長出地面後，經陽光照射吸收葉綠素，就成為我們常見的綠蘆筍。雖然大部分的營養價值兩種相同，但是經過陽光照射後會產生維生素 A，相對來說，綠蘆筍的營養價值還是比白蘆筍高一些。

{ 「食」在小知識：消暑涼品－自製蘆筍汁 }

料理蘆筍時，口感比較不好的根部，切除後也別急著丟掉，可以加點冰糖，熬成一鍋湯，放涼後，放入冰箱冷藏，這樣一來，就能製作出無添加的天然蘆筍汁，省錢又能物盡其用，夏天來上一杯，健康又透心涼。

健康密碼　蘆筍是根部還是尖部最營養？

經過陽光照射，蘆筍往上生長，因此上部筍尖的顏色比較綠，下面根部的顏色比較白。和陽光作用，會產生維生素 A 和維生素 C，因此上部的纖維質少，維生素多，下部則纖維質多，維生素相對少。營養價值各有千秋，如果能整株食用，就能把營養統統吃下肚。

\Chinese radish/

免疫力救星

白蘿蔔

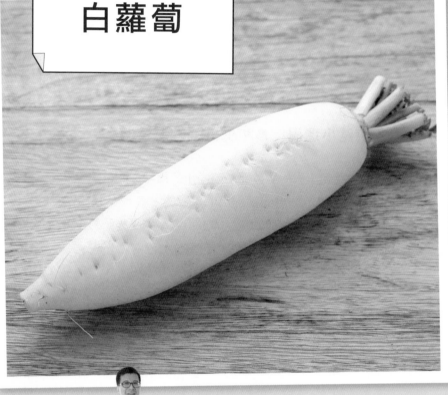

{ 食材特性 }

古人常説:「夏吃蘿蔔,冬吃薑。」這句話表示蘿蔔和薑屬於同樣等級
的食材,含有非常多的營養成分,不僅能夠促進腸胃道的消化、幫助排
便,還可以提升免疫力。白蘿蔔屬於十字花科的根莖類蔬菜,含有芥子
油及蘿蔔硫素成分,可以增加人體的免疫能力,是著名的抗癌淡色蔬
菜。此外,每 100 公克的白蘿蔔,含有 30 毫克的維生素 C,也是可
以幫助美白的食材。

{ 挑選方法 }

1. 最好是挑選表面帶有一點土的蘿蔔，保存期限能夠放久一點。
2. 白蘿蔔的外表若有黑點坑洞，表示品質較差，盡量不要選購。
3. 接近葉子根部的上半部如果有綠化的情況，表示比較成熟，口感會比較老。
4. 用手掂掂看秤重量，如果重量較輕的蘿蔔，可能有空心的狀況，不要買。
5. 輕輕彈敲白蘿蔔，如果發出清脆的聲音，表示水分很足夠；如果是沉沉悶悶的聲音，則表示不新鮮。

{ 同場加映 ── 菜脯的挑選方法 }

包飯糰、炒蛋的最佳配角「菜脯」，就是白蘿蔔製作而成，購買時如果有下列狀況，就表示品質不佳。

1. 顏色太白、太濕，表示沒有曝曬過陽光。
2. 聞起來的味道太淡，沒有菜脯的香氣。
3. 聞起來有酸味。

☑ 保存方法

蘿蔔買來就是一大根，一餐根本煮不完，如何延長蘿蔔的保存時間呢？將蘿蔔切除頭尾後，用報紙包覆再放到冰箱冷藏，就能延長保存期限，吃到新鮮的蘿蔔。

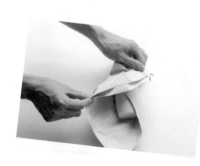

{ 同場加映－菜脯的保存方法 }

菜脯的保存期限相對比較長。保存的時候，特別注意不能滴到任何水分，也不能曝曬到陽光，一定要用玻璃瓶、陶甕密封後，放置陰涼乾燥的地方保存，就能延長保存期。

{ 適合的料理方法 }

有句俗話説：「愛吃蘿蔔，百毒不侵」，這麼優質的食材，料理方式也很多元，不但可以生吃、熟食，還能醃漬當成常備食物吃。但是，蘿蔔中的芥子油及蘿蔔硫素，煮熟後就不存在了，所以如果想要吃到這些營養素，建議可以將白蘿蔔磨泥生吃，搭配食物一起食用。

{ 網路小迷思：紅、白蘿蔔不能一起吃？ }

白蘿蔔富含維生素 C，紅蘿蔔含有一種分解酶會分解維生素 C，兩種食材一起生食時，會相互抵銷一點維生素 C 的攝取量，因此建議大家兩種食材分開吃。如果兩種食材一起吃，料理方式則建議煮熟再吃。

{ 「食」在小知識：如何分辨真假老菜脯？ }

老菜脯的價值落差懸殊，甚至可以買到上萬元的老菜脯。但是，越貴真的越好嗎？電視上，時常踢爆使用化學藥品製作的毒菜脯，抓住消費者想要買好食材的動機，成為不肖商人的斂財手段。這裡告訴大家幾個分辨真假菜脯的好方法：

❶ 用熱開水浸泡，老菜脯會比較集中；假的老菜脯會比較分散。

❷ 放在舌尖，真的老菜脯會有鹹鹹甜甜的回甘味；假的老菜脯則呈現死鹹的口感。

❸ 真的老菜脯表面會有黃黃細細的結晶。

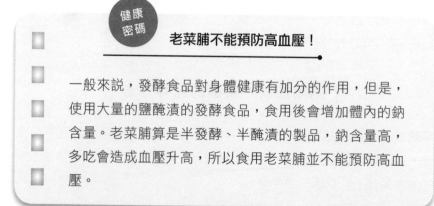

健康密碼

老菜脯不能預防高血壓！

一般來説，發酵食品對身體健康有加分的作用，但是，使用大量的鹽醃漬的發酵食品，食用後會增加體內的鈉含量。老菜脯算是半發酵、半醃漬的製品，鈉含量高，多吃會造成血壓升高，所以食用老菜脯並不能預防高血壓。

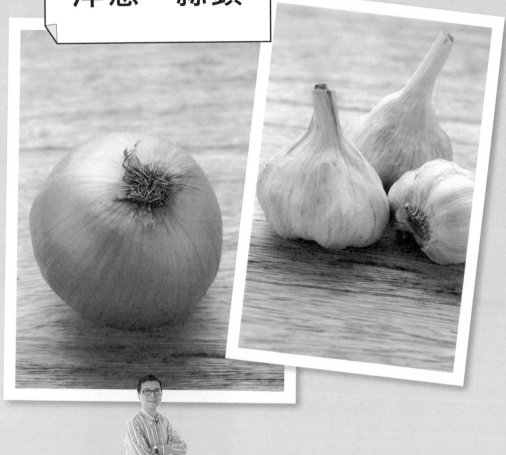

|Onion.Garlic|

超強抗氧化食材

洋蔥・蒜頭

{ 食材特性 }

具有強烈氣味的洋蔥和蒜頭，含有硫化合物，對心臟、血管功能有很大的幫助，可以控制血糖、降血壓、降膽固醇，促進血液循環，防癌又養生。這種含硫化合物經過加熱之後會氧化而消失，生食的話含硫化合物比較不容易流失，但是，相對地對胃黏膜會造成刺激，導致胃不舒服，因此，攝取的分量需要謹慎拿捏。

{ 挑選方法 }

洋蔥和蒜頭屬於全年生長的植物，盛產期約在每年的 2 月到 4 月，至於好的洋蔥和蒜頭該怎麼挑選呢？

❶ 洋蔥：採收後可以保存一整年，最好選掂起來紮實、外皮乾燥的，根部若長出長長的鬚鬚，代表洋蔥還不夠乾燥，裡頭還有水分濕度，盡量不要買。

❷ 大蒜：選擇大顆肥壯，蒜瓣要大，吃起來比較有蒜味。

☑ 保存方法

這兩種食材都要放在陰涼處儲存，就能長時間保存。另外，料理時切下的洋蔥皮、洋蔥頭尾，可以收集起來放入網袋中風乾，放在通風處或櫥櫃陰暗處能驅螞蟻、蚊蟲。

{ 適合的料理方法 }

辛香料食物中都含有硫化合物，遇到水容易產生硫酸，造成眼結膜的刺激，因此在料理洋蔥前，可以先放在冰箱冷藏，或是切開泡在冷水幾分鐘再拿出來切，能夠減緩刺激眼睛的強度。另外，洋蔥怎麼切也會影響口感喔！採逆紋切，口感會較脆，適合涼拌料理；若採順紋切，口感會較甜，適合熱炒。

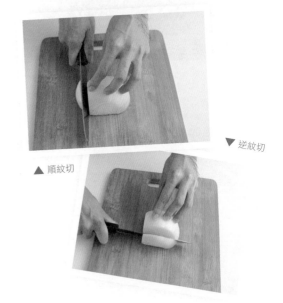

▼ 逆紋切

▲ 順紋切

在處理大蒜時，可以先將大蒜放入微波爐熱 5 秒鐘，取出後即可快速剝除蒜膜。剝除大蒜後，可用檸檬水、檸檬皮清洗，去除手中的蒜味。此外，很多人怕吃完大蒜後，口中殘留異味，這裡教大家一個小秘訣，可以吃一些乾紅棗，慢慢咀嚼後即可去除口中的大蒜味。

🔍⁺ { 網路小迷思：洋蔥可以助眠？ }

洋蔥可以助眠這個説法，其實不完全正確，吃多並無法直接助眠，頂多將一些天然植物精油吃進體內，多少能幫助心神舒緩鎮靜。失眠的原因很多，還是把原因找出來，才能根治失眠的問題，並非只靠著吃洋蔥來解決。

{ 「食」在小知識：吃香腸要配生大蒜 }

香腸裡頭含有亞硝酸鹽，亞硝酸鹽成分可以防止肉毒桿菌的滋生，但是進到身體裡會變成亞硝胺的致癌物質，而大蒜裡頭的成分則可以阻止亞硝酸鹽變成亞硝胺，有部分抵抗癌症發生的能力，因此建議吃香腸時可以配一些生大蒜。不過，大蒜會增加發炎反應，如果是腸胃道黏膜已有破損，或是胃潰瘍的患者，則千萬不能吃太多生大蒜。

健康密碼　洋蔥可以防癌、抗骨質疏鬆症

素有蔬菜界的皇后之稱的洋蔥，含有一種特殊物質叫 GPCS，可以抑制蝕骨細胞的活性，能夠對抗骨質疏鬆症，是許多料理中不可或缺的食材。此外，洋蔥內的生物類黃酮、槲皮素等物質，還能抑制大腸瘜肉的產生，預防大腸、直腸癌，不論生食熟食都可以吃得到這種營養素。

\Cabbage/

蔬菜界的人參

高麗菜

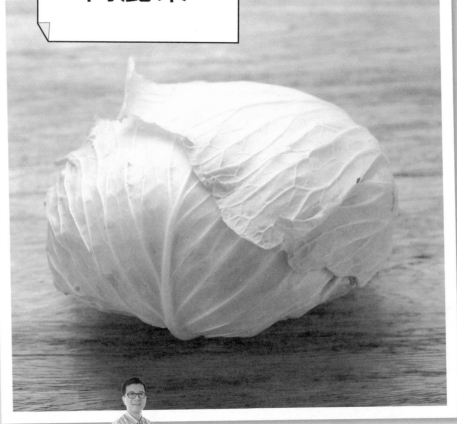

{ 食材特性 }

高麗菜又稱為包心菜，屬於十字花科的蔬菜，含蘿蔔硫素、異硫氰酸苯乙酯等營養成分，多吃可以降低乳癌的發生率、預防胃潰瘍與十二指腸癌，是天然的保健食品。在日本將高麗菜的營養價值比喻為蔬菜中的高麗參，因此鼓勵大家平常多多食用，可以養生又抗癌。

{ 挑選方法 }

上菜市場除了要精挑細選、貨比三家，還得擔心農藥、漂白水殘留的安全問題，因此現代很多人都盡量挑選安全的有機蔬菜，避免這些疑慮。

❶ 一般來說，有機的高麗菜沒有施加太多氮肥助長，生長期比較長，吸收比較多的土壤微量元素，所以體積不會太大顆，大約兩斤到三斤，但是比較密實，拿起來也會比較重。

❷ 高山與平地的高麗菜，口感略有不同，平地的較為軟嫩，高山的則甜度較高，可以根據個人的喜好選擇。

❸ 選購時，選擇輕拍會有脆脆的聲音，觀察外表沒有枯黃，表皮有一層自然產生的薄蠟是最好的高麗菜。

☑ 保存方法

常用蔬菜排行榜上，一定少不了高麗菜，但是買一大顆該怎麼保存，才能讓食材確保新鮮美味呢？首先，將高麗菜外面的二、三片葉子剝掉，若已經切開的高麗菜可以在切面噴一點點水，接著裝入透氣的

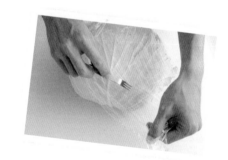

袋子裡，或是使用保鮮膜包覆，但是要戳幾個洞透氣，不要完全密封，再放入冰箱冷藏即可確保新鮮。

{ 適合的料理方法 }

高麗菜的黃金採收期，冬季約種植
100 天，夏季約種植 70 天，種植
越久，吸收土壤的養分越多，因此，
高麗菜最適合冬天吃，最美味。處
理高麗菜時，可以先用刀子在菜心
的部位劃出四方形，然後放在水龍
頭下沖洗，這樣剝開的葉子就會一
片片的，很漂亮。在料理過程中，如果想要加速軟化高麗菜，可以在水
中加點鹽巴汆燙喔！

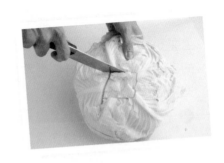

{ 網路小迷思：高麗菜需要先擺放在室溫下一段時間嗎？ }

有人說高麗菜擺放五天，致癌物質會暴增 7 倍；又有人說高麗菜買回來，
室溫下放兩三天，可以減少農藥殘留，究竟哪個正確呢？

種植高麗菜時所施加的氮肥，如果沒有在陽光充足的照射下收割，就
會產生許多的硝酸鹽，硝酸鹽和細菌產生作用，會變成亞硝酸鹽，在
人體內與其他物質產生化學變化後，才會有致癌的可能。因此擺放五
天致癌的說法，目前無法證實。另外，噴灑農藥過後，必須經過一定
的時間才能採收，避免過度的農藥殘留，因此，颱風天搶收下的高麗
菜，農藥殘留可能就會比較多，買回來可以先擺在室溫下兩三天，讓
農藥自然揮發，並非任何時期買到的高麗菜都要在室溫下放置一段時
間。

{「食」在小知識：多吃泡菜，幫助消化！}

含多醣類的高麗菜，經過醃漬、發酵做成泡菜後，會產生有益身體的乳酸菌，促進胃部的功能運作，可以幫助消化。但是，醃漬泡菜要特別注意鹽巴不要放太多，否則乳酸菌也會死光光唷！

高麗菜苗具有高抗氧化的價值

高麗菜苗因為處於成長過程，需要足夠的抵抗力應付嚴酷的生長環境，因此抗氧化力比成熟後的高麗菜高出許多。但是，高麗菜不同的成長時期會有不同的營養成分，建議大家還是要均衡食用比較好，不要覺得高麗菜苗可以抗氧化就拼命吃，忽略了其他營養素的攝取。

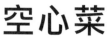

\Water spinach/

全年吃得到
空心菜

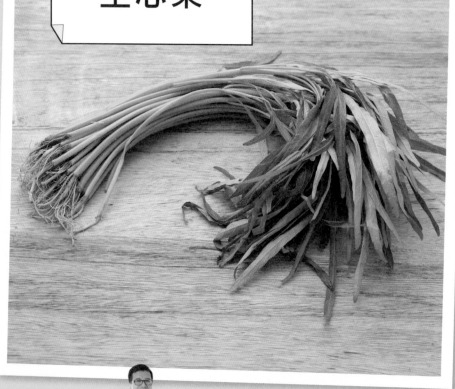

{ 食材特性 }

空心菜，顧名思義就是植物的莖部中空。因為它的生命力強，耐旱耐濕，
從5度到40度的溫度都可以生長，所以在台灣一年四季都有空心菜吃。
空心菜因為產地不同，季節不同，營養成分就略有差別，100公克的
空心菜中，含鐵量大約 1.5 毫克至 2 毫克，鈣質成分則有 70 毫克到
90 毫克之間。另外，還含有高纖維質能促進排便、預防便秘、降膽固
醇，而高含量的鉀，則能降高血壓、利尿消腫。

｛ 挑選方法 ｝

空心菜是個非常普遍的食材，因為蟲害的問題不嚴重，所以比較沒有農藥殘留的疑慮，不論是小吃店、麵攤都常見空心菜這道菜。

❶ 在挑菜時，避免泛黃的葉子，建議選擇菜梗明顯的，輕捏菜梗尾端，檢查有無輕脆聲， 有的話表示菜嫩又脆。

❷ 若挑到菜葉偏深綠色，表示已不太新鮮，因為重複沖洗，才會呈現枯萎，代表纖維已經疲乏了，避免購買。

☑ 保存方法

空心菜碰水後容易腐爛，因此若買回還沒有要料理，請勿先用水洗。買回來後，以廚房紙巾包裹住，再噴上一點水，放入冰箱冷藏，如此一來，空心菜可以保持三天左右的新鮮翠綠。

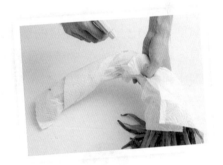

｛ 適合的料理方法 ｝

好吃又容易料理的空心菜，清洗時可以在水中滴一些白醋或檸檬汁，因為它富含鐵質，有切口之後若沒有馬上料理會氧化變黑，加醋可以抑制空心菜的氧化。另外，如果你炒出來的空心菜，經常黑黑醜醜的，那就是你的料理方式出錯了。炒空心菜絕對不能快速翻炒，關鍵是要用蓋上鍋蓋燜煮的方式，以保留葉綠素，就能炒出一盤翠綠。

{ 網路小迷思：秋天的空心菜有毒？ }

俗話說：「白露甕菜（空心菜）毒過飯匙倩（眼鏡蛇）」，意思是指秋季白露節氣採收的空心菜如同眼鏡蛇一般帶著劇毒，不能食用。主要是因為空心菜不耐霜凍，但是台灣比起大陸的氣溫高很多，因此即使冬天，還是可以生產美味又營養的空心菜，完全沒有這樣的疑慮。

{ 「食」在小知識：土耕和水耕的空心菜有什麼不一樣？ }

兩者的營養成分大不同，以台灣特有水耕空心菜的唯一產地宜蘭礁溪為例，當地的水質為碳酸氫鈉溫泉水，溫泉中的礦物質、鐵質、鈣質、氮肥含量十分高，在這樣的環境水質下，空心菜長得漂亮也就可以想見。雖然溫泉空心菜的養分足夠，礦物質、鐵質等含量高，但是比起一般土耕所種植出來的空心菜，葉綠素和胡蘿蔔素的含量則會偏少。

健康
密碼

空心菜可以解肝毒！

在中醫的食療法中，空心菜有「甘甜、寒」的特性，可清熱、解毒、活血、利尿、通便，所以火氣大或者眼睛紅腫的時候，吃空心菜有退火的作用。另外，土耕的空心菜，根部比較粗，可以放入滾水中煮五分鐘，放涼之後當漱口水用，因為帶鬚的部分保陰滋潤，能退火、除口臭、防止胃酸逆流、牙齦腫痛。

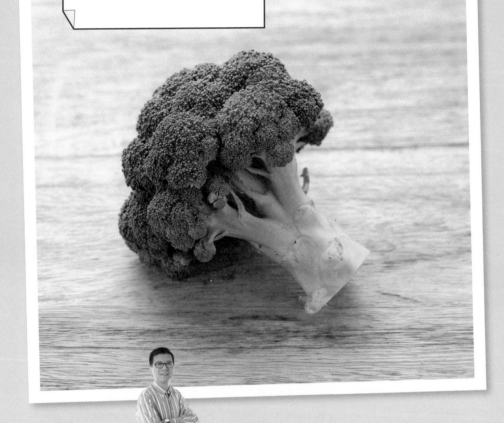

\ Broccoli /

抗輻射的救命十字

花椰菜

{ 食材特性 }

口感豐富又耐煮的花椰菜，不分顏色，營養價值都非常高，富含葉黃素、胡蘿蔔素、纖維素、各種維生素，以及可以永保青春的花青素，提升人體的抗氧化力。另外，還包含可以抗癌的含硫化合物，真是不可多得的健康好食材。

{ 挑選方法 }

1 鮮綠色、球形完整漂亮的花椰菜，並不一定就是好的花椰菜，事實上挑選時除了看菜花的顏色是否鮮綠，菜的根部粗大、菜花空隙鬆的品質比較好。

2 當花椰菜上出現斑點，表示已經過熟，若其他部位的狀態還很新鮮，只要削掉斑點的部分，不影響花椰菜的品質。

3 目前市面上還有很多顏色的花椰菜，這些都是台灣農業單位研發出來的新品種，因為顏色不同，其中所含的植化素也不太一樣，花青素相對也會比較多，不妨多多食用。

☑ 保存方法

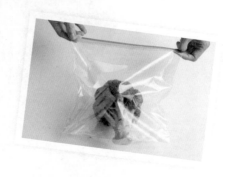

花椰菜的菜花因為長得非常茂密細緻，最令人擔心的大概就是難以清洗乾淨，其實在栽種期間有外葉的保護，農藥會有部分被阻擋，因此清洗時不用大力搓也不宜浸泡在水中太久。花椰菜買回來之後，先用流動的水沖洗整株花椰菜，不需拆開菜花，再浸洗於水中，取出後不必瀝乾，直接放入夾鏈袋密封，以根部朝下的方式放入冰箱蔬菜櫃冷藏，保存期約為 3 ～ 5 天。

{ 適合的料理方法 }

料理前，將花椰菜放在水中，倒入食用級小蘇打粉，約 10 ～ 15 分鐘，再拆開一朵朵花椰菜，並用加入小蘇打粉的檸檬水泡洗，洗至泡泡消失，就能將花椰菜中的農藥髒汙去除，最後再以乾淨的水清洗一次，即可用來做菜。

此外，花椰菜中的含硫化合物，會不斷地在加熱過程中消失，曾有實驗報告指出，花椰菜煮 10 分鐘，營養成分消失 15%，煮 15 分鐘，消失約 70%，因此料理花椰菜的時間，最好控制在 5 分鐘以內。

網路小迷思：綠花椰菜吃多會引發痛風？

這是嚴重錯誤的網路謠言，許多植物都含有普林，根據研究顯示植物普林對人體健康的影響不像動物普林這麼嚴重，就算痛風、尿酸嚴重的人，吃綠花椰菜也不會有問題。

「食」在小知識：十字花科蔬菜，抗癌抗輻射！

十字花科蔬菜的特色是含有硫化合物，就是異硫氰酸鹽，它造就了十字花科蔬菜一個很特殊的功能，可以捕捉身體內的自由基，讓我們的DNA 不容易斷裂，等於間接減少一些癌化的病變，達到抗癌的功效。十字花科蔬菜除了綠花椰菜、白花椰菜，其他還包括高麗菜、芥菜跟白蘿蔔，建議大家多多食用喔！此外，更有研究顯示，十字花科的蔬菜中含有一種 DIM 的物質，具有抗輻射的功能。

健康密碼

減肥多吃花椰菜！

花椰菜是減肥時的好朋友，雖然其中含有澱粉，但是含量極少，不會增加過多的澱粉攝取，而且只要使用少油的烹調方法，多吃可以增加飽足感，熱量不會太高，不會有發胖的疑慮。

\ Cucumber /

夏日減肥聖品

小黃瓜

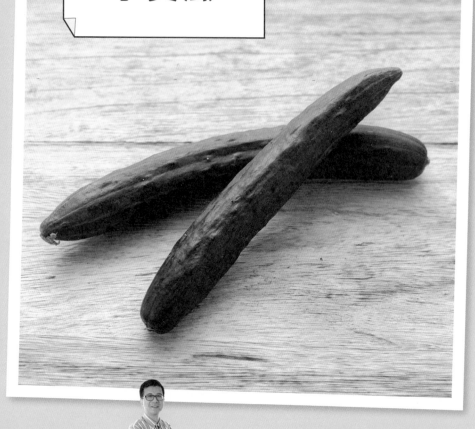

{ 食材特性 }

小黃瓜清香可口，清熱利尿，預防便秘，還可以預防冠心病。90% 以上的組成都是水分，夏天吃非常清涼解渴，更是減重的優質食材。小黃瓜含有許多的植化素，其中有一個對人體有很幫助的葫蘆素，它能促進肝臟代謝毒素、抗腫瘤、提升食慾。

{ 挑選方法 }

小黃瓜口感脆甜多汁，對蟲來說也是美味的食物，但是，清脆的小黃瓜只要一被蟲咬過賣相就會變差，再加上小黃瓜的生長授粉時間各不相同，在連續採收的情況下，就會一直重複噴灑農藥，因此一根小黃瓜可能隱藏了十幾種農藥。不過，只要掌握正確的挑選方法，就不必擔心會吃到毒瓜！

❶ 有機不灑農藥的小黃瓜表皮上殘留果粉，上面有突起的白色細顆粒狀，而且表皮上的尖刺越多，代表越新鮮。

❷ 經過包裝處理或噴灑農藥次數較多的小黃瓜，外表看起來就會比較光滑，盡量避免購買。

❸ 有機小黃瓜擺太久，會從尾部開始萎縮脫水；噴灑農藥的小黃瓜，放久了則會慢慢出水，變得軟爛，出現臭味。

☑ 保存方法

小黃瓜在常溫之下，大約可保存一週不會壞。此外，保存前不必用水沖洗，否則容易變質變爛，縮短保存時間，只需以報紙、保鮮膜或者夾鏈袋包起來即可。

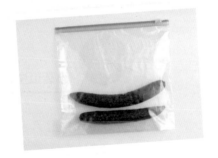

{ 適合的料理方法 }

正確清洗小黃瓜的方法，應該以流動的水沖洗，在沖洗過程中可用軟毛牙刷輕刷小黃瓜的表皮，去除殘餘的農藥。洗乾淨後，泡在水中幾分鐘，抓一把鹽搓揉小黃瓜，藉由摩擦將蟲卵搓掉，再次沖洗乾淨後就可以直接生吃。如果想要保持小黃瓜的脆度，在清燙過水前，將等量 1：1 比例的鹽與糖放入滾水中，汆燙 3 秒撈起後，再放入冷水中冷卻。

🔍 { 網路小迷思：小黃瓜和花生一起吃，有毒？ }

小黃瓜屬於比較寒涼的食材，如果是經常腹瀉的體質，就不宜多吃，而花生可潤便滑腸，因此兩樣都屬於具有潤便功效的食材，如果一起吃，效力就會加倍。因此，腸胃比較敏感的人建議不要一起食用。

{ 「食」在小知識：小黃瓜和其他蔬菜放在一起，為什麼容易腐爛？ }

許多蔬果會釋放出一種天然的化學氣體叫「乙烯」，這種氣體可以催熟其他的蔬果，所以如果家裡有成熟的水果，如番茄、蘋果或香蕉，千萬不要跟小黃瓜放在一起，避免乙烯縮短小黃瓜的保存期限。

健康密碼

小黃瓜生吃，維生素 C 統統消失！

小黃瓜中有種酵素，如果沒有先燙過，這種酵素會分解維生素 C，但清燙過後的小黃瓜就失去這個分解的能力。因此，辣椒、芹菜及番茄等含有豐富維生素 C 的食材，如果加上小黃瓜涼拌吃的話，最好先把小黃瓜燙過，再和辣椒、芹菜或番茄搭配，才能吃到豐富的維生素 C。

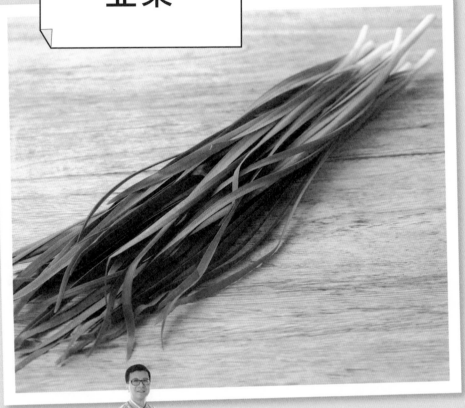

\Chinese leek/

祛寒溫補的最佳食材

韭菜

{ 食材特性 }

春天最適合吃韭菜,可以祛散冬天積在體內的寒氣,它的獨特香味讓許多人著迷不已,具有補腰腎、治痿痛的功效。它也是高纖植物,可以刺激腸道的蠕動,使排便比較順暢,在中醫典籍裡還提到韭菜能夠潤腸通便,所以又名洗腸草、起陽草、長生菜。

{ 挑選方法 }

台灣位處亞熱帶，農作容易會有蟲害的問題，有些農夫為了預防韭菜病蟲害的產生，會將農藥稀釋直接噴灑在韭菜田裡，韭菜從根部吸收農藥後，可以預防韭蛆的產生，但也會讓韭菜的葉片變得很肥厚，根部變得粗大。若有農藥的殘留，韭菜整株都會被感染，那麼該怎麼挑選品質比較好的韭菜呢？

1. 韭菜並非越肥美的越好，好的韭菜，葉子的顏色要綠，代表接受陽光照射充足，葉綠素一定多；韭菜的葉片上若有黃黃的部分，則表示有病蟲害。

2. 選擇有機的韭菜時，注意包裝上是否有清楚標示產地，還有重金屬的檢測證明。

☑ 保存方法

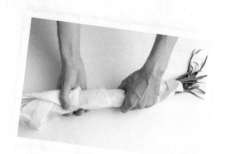

由於冰箱容易吸乾韭菜的水分，因此可在韭菜上噴上少許水，再用廚房紙巾包覆置於冷藏，大約可保存2~3 天。另外，保鮮膜不透氣，它會阻絕蔬菜呼吸，所以不建議用保鮮膜包覆韭菜保存。

{ 適合的料理方法 }

在清洗韭菜之前，不要將它切段，直接用流動的水沖洗韭菜即可，否則農藥容易從切口滲入。如果切口越多，滲入的表面積越大，可能殘留的農藥也會越多。另外，也不要用鹽水浸泡蔬菜，因為鹽巴是拿來脫水用

的，加入鹽水會使得蔬菜真正的營養成分全都流失到水裡。此外，在汆燙韭菜時，可在水中加少許的油，以保持韭菜的青脆度。

🔍 { 網路小迷思：**牛肉＋韭菜會產生劇毒？** }

牛肉是溫補的食材，韭菜也是溫補的植物，兩者都可以促進血液循環。但是，農民曆上的食物相剋圖標示，如果加在一起吃，溫上加溫，怕吃了太上火。其實，並不像古人說得這麼嚴重，只是如果有發炎症狀的人，則要盡量避免這樣的食材搭配，太燥熱的食物會讓發炎症狀加劇。

{ 「食」在小知識：**腸胃毛病不能吃高纖維植物** }

韭菜對腸胃雖然很好，但是因為它的纖維質很多，如果腸胃功能弱的人吃太多，反而無法消化，因此腸胃有問題的人，萬萬不能吃像韭菜這類高纖維植物。

健康密碼

韭菜＋豬肉＝消脂大作戰

豬肉是高蛋白質的食物，再加上豬肉富有很多油脂，攝取過量，容易產生高膽固醇的毛病。韭菜是高纖植物又有促進血液循環的功能，吃進體內，可以讓豬肉的脂肪攝取量少一點，韭菜的高纖維質可以很快把油脂抓住，減少人體油脂的吸收量。

\Ginger/

趕走濕氣的辛香食材

薑

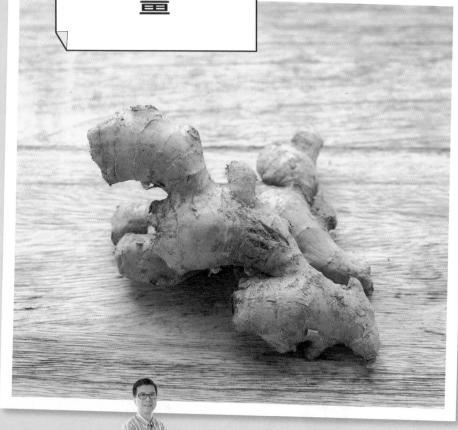

{ 食材特性 }

薑是植物界的珍寶,根據挪威學者的研究,在 11 種的根莖類食物裡,
薑的抗氧化效力排名第一,超過馬鈴薯和番薯 10 倍以上。薑供做食用
的部分其實是地下莖,主要由水、澱粉、纖維素、蛋白質、脂質、微量
元素、維生素 C 以及維生素 B 群所組成,每天適量吃薑不但可以保健,
還能祛病養生。

{ 挑選方法 }

我們以採收時間替薑分類，約 4~6 個月採收的是嫩薑，約 7~8 個月採收的是粉薑，老薑則在 10 個月左右採收，2~3 年之後採收的稱為薑母。此外，市場上比較不常見的還有竹薑，外形比較細長小巧，分枝比較多，但它的味道比老薑更辛辣。挑選薑時可以掌握以下幾個原則：

❶ 外形最好飽滿有水分，外皮如果有發霉腐爛或發芽等狀況，盡量不要購買。

❷ 若嫩薑發芽之後，新芽會把根莖類的養分吸光，讓嫩薑變得毫無營養成分。

☑ 保存方法

老薑因為水分不多，如果放入冰箱冷藏，會讓老薑的水分變多而引起發霉的現象。因此，在沒有使用前不用特別清理，直接將帶土的老薑放在陰涼通風處保存即可。嫩薑可以用保鮮膜包住或放入保鮮盒裡，再放入冰箱保存，如此一來可以保持嫩薑的水分，但不建議存放超過兩個星期，以確保食材的新鮮度。如果看到薑的表面長出綠色的真菌絲毛，或者有發黑的狀況，表示黴菌已經侵襲整株薑，整株薑都不能再食用。

{ 適合的料理方法 }

根據不同的採收期，薑的口感與辛辣度不盡相同，老薑適合煮湯，嫩薑適合醃漬。如果是當成藥用，一般使用的是老薑，辛辣的老薑發汗、行水氣、消腫的效果比較好。料理生薑時建議不要去皮，直接用菜瓜布將外表洗乾淨即可，因為生薑皮也有功效，它的性味是偏辛涼性的，生薑本身屬於溫性。不去皮食用，一方面比較不容易上火，另一方面皮有行氣消水腫的功效，如果屬於水腫體質的人，一定要記得把皮留下來。

{🔍⊕ 網路小迷思：吃薑最好早上吃？}

有句俗話說：「早吃薑，補藥湯；午吃薑，癆病戕；晚吃薑，見閻王」，主要是因為有些人的體質燥熱，睡前不適合吃太辛辣的食物，薑會促進血液循環，大量吃的話，容易導致睡眠不安穩。因此，如果你是屬於體質燥熱的人，吃薑最好早上吃，並非每個人都需要遵守這個原則吃薑。

{「食」在小知識：薑的營養價值}

薑的成分含有三大營養價值：

❶ **薑酚類**：具有抗氧化的功能，因為人體的老化產生疾病都和自由基有關係，所以能夠抗氧化的話就可以抑制老化，抑制疾病的發生。

❷ **薑辣素**：對癌症有預防的效果。

❸ **薑醇類**：可以抑制血小板凝集，促進血液的流動，吃下去後會發汗，手腳溫熱。此外，還有抗發炎的功效，但是，必須是薑吃進體內不會直接經過的地方，否則反而會惡化發炎反應。例如，膝蓋發炎時，可以吃薑來抑制發炎，但是，喉嚨、腸胃道發炎時千萬不可吃薑，因為薑辣素會惡化發炎反應。

健康密碼

發炎不宜過量吃薑

一般中醫經常使用薑來治療寒性的疼痛或是帶有風濕性的疼痛。但是，如果吃一些辛辣刺激的食物，會加重發炎不舒服的現象，這時就不適合吃大量的薑，例如肺炎、糖尿病、胃潰瘍、眼疾或痔瘡等，都不宜長期吃薑。若只是在烹調食物時酌量使用，略取薑的鮮味則沒問題。

\Sweet potato/

養生防癌抗糖尿
地瓜

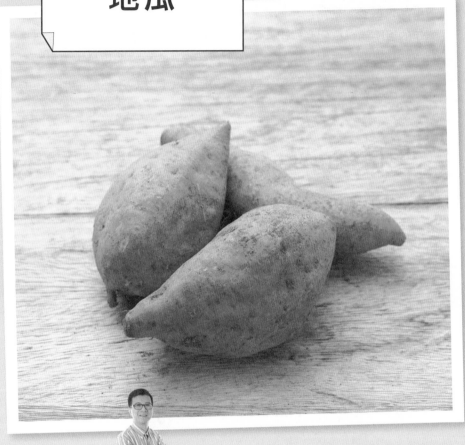

{ 食材特性 }

地瓜又稱番薯，是台灣很道地的食材，在排毒養生蔬菜排行榜上，可說
是名列前茅，因為它從根到葉都是營養，對人體超有幫助。地瓜有豐富
的膳食纖維，尤其是薄薄一層的地瓜皮含量就很豐富，如果不介意口
感，可以連皮一起吃更營養。另外，地瓜葉的多酚含量是蔬菜之冠，可
以預防糖尿病、痛風，更是防癌的好食材。

{ 挑選方法 }

地瓜品種很多，通常一年四季都是產季，但是，盛產季主要在 11 月至隔年的清明節，這個時候出產的地瓜，口感最好。選購的方法很簡單，只需要掌握一個原則，主要觀看地瓜皮的保水程度，如果外表呈現灰黑色、長霉的話，表示已經採摘販售一段時間，是比較不新鮮的地瓜，避免購買。

☑ 保存方法

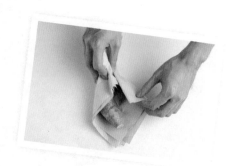

地瓜主要是頭部和尾部在呼吸，所以為了預防長芽，買回來後要馬上切去頭尾，用報紙將地瓜包覆後，放入冰箱冷藏，一般可以保鮮 20 天以上。若不放入冰箱冷藏，則要將地瓜墊高遠離水氣，並存放在陰涼的地方，才能延長保鮮期。

{ 適合的料理方法 }

香甜可口的地瓜，儘管埋在土壤底下，田鼠也會去吃，因此為了收成完美，有時候，會在土壤裡埋藥，雖然不像葉菜類下那麼多農藥，但是食用前還是要仔細清洗。洗地瓜皮的小撇步如下：

❶ 先用流動水清洗。

❷ 使用乾淨的菜瓜布小心刷洗地瓜外皮。

❸ 刷除表皮凹洞的泥土髒污，並切除坑洞黑點處。

此外，地瓜發芽後仍然可以食用，只是從根莖類變成蔬菜類食物，澱粉轉換成蔬菜纖維，口感相對會比較差。

{ 網路小迷思：吃番薯容易放屁？ }

地瓜養生風潮曾經盛行過一段時間，但是吃多容易放屁這個說法，始終困擾著想要靠地瓜養生的人。地瓜的纖維質含量高，容易刺激腸胃蠕動，會不會因此放屁，其實不一定，放屁跟個人的腸道菌多寡有關。如果吃地瓜後，體內的腸道菌數量無法有效吸收多醣類，自然會產生氣體，如此一來，就容易排氣放屁。

{ 「食」在小知識：地瓜與地瓜葉品種不一樣！ }

地瓜可以食用的部分，分為葉子和塊根（即地瓜），通常食用地瓜長出來的葉子不會拔來吃，因為葉子不大，口感也不佳；而我們在市場常見的地瓜葉，則是葉子較大，口感鮮嫩，不過塊根卻長不大。因此這兩者屬於不同的品種，可別搞混了唷！此外，地瓜葉很容易生長，所以在種植時不易有病蟲害，大家比較不用擔心農藥殘留的問題。

健康密碼

糖尿病人如何適量吃地瓜？

雖然地瓜纖維質含量很高，但是地瓜和米飯的熱量其實差不多，而糖尿病人的飲食重點是定時定量，因此如果要吃地瓜，就要把它當主食類來吃。假如和米飯一起吃的話，建議可以使用取代法：半碗地瓜、半碗飯，如此才能避免攝取過多的糖份。

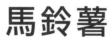

\Potato/

希臘諸神的土蘋果

馬鈴薯

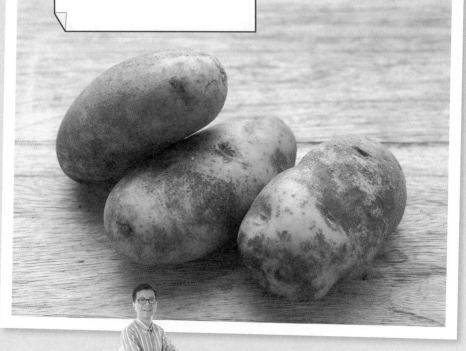

{ 食材特性 }

馬鈴薯是全球第三大的糧食作物,僅次於小麥跟玉米,富含大量碳水化合物,提供人體熱能的來源,也含有植化素(綠原酸跟硫辛酸),有助於抗氧化,防止皮膚老化。屬於茄科植物的馬鈴薯,含有特別的生物鹼,稱為「茄鹼」(或稱為龍葵鹼、龍葵素),一般尚未成熟的馬鈴薯100公克中約有 50ppm 的含量(人體可接受的含量約為 200ppm),但是發芽後就爆增 5~10 倍。如果有一個馬鈴薯眼發芽,茄鹼就會往下滲透,因此整顆都不宜食用,誤食容易產生噁心、嘔吐、腸胃不適、嘴發麻的症狀。此外,馬鈴薯含有高量的膳食纖維,因此被稱為「土蘋果」,但是馬鈴薯的營養與水果的營養價值還是不太一樣。

{ 挑選方法 }

現在市面上馬鈴薯品種眾多，想要挑選品質好的馬鈴薯，有幾個重點：

1. 從形體觀察，頭尾平均的馬鈴薯，營養成分相對平均；相反的，大頭小尾的馬鈴薯，養分就分布不均勻。

2. 馬鈴薯在春季採收後，約有 2、3 個月的休眠期，因此到了七月份建議適量購買馬鈴薯，避免吃到發芽的機率。

3. 有些馬鈴薯會呈現綠色，主要是因為土地裂開而照射到陽光，所以產生葉綠素。這種顏色的馬鈴薯「龍葵鹼」含量較多，請避免購買。

☑ 保存方法

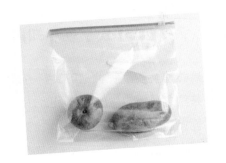

馬鈴薯喜歡高溫高濕的環境，因此建議採用下列兩種保存方式：

1. 把馬鈴薯與香蕉或蘋果一同放入夾鏈袋中，讓水果釋放乙烯，阻止馬鈴薯眼發芽，然後放入冰箱冷藏或置於陰涼處。

2. 將馬鈴薯蒸熟，並連皮一起切塊放入冰箱冷凍，待料理時再取出解凍。冷凍的馬鈴薯可用滾水煮 3 分鐘即可食用。

{ 適合的料理方法 }

馬鈴薯是很容易吸油的食材，油炸過後，熱量就會變得很高，而且澱粉炸過後也容易產生丙烯醯胺的致癌物，因此，建議水煮食用為佳。如果是用炒的料理方式，可以先清洗一下馬鈴薯，洗去一些澱粉，避免熱炒之後黏在一起。

馬鈴薯煮熟後比生食容易消化，可以促進腸道蠕動，預防便秘。馬鈴薯皮含有最多的纖維質，皮肉之間也有豐富的植化素，有益心血管疾病，如果想靠馬鈴薯降血壓、降膽固醇，就要連皮一起吃。但是馬鈴薯具有微量的龍葵鹼，尤其是皮肉之間，因此料理前先輕輕刮一下表層，或用菜瓜布刷洗一下，再泡冷水 1 小時，就可以稀釋龍葵鹼的濃度。

{網路小迷思：馬鈴薯可以治胃潰瘍？}

醫師表示，胃潰瘍主要是因為幽門桿菌造成，因此馬鈴薯並無法去除幽門桿菌，減少胃潰瘍的發生。

{「食」在小知識：哪些人不適合天天吃？}

馬鈴薯屬於高鉀低鈉的食材，100 公克中就含有 300 多毫克的鉀，但是鈉含量卻非常的低，因此對於預防中風有一定的幫助。如果有腎臟方面疾病的人，則要避免高鉀的食物，馬鈴薯反而不能天天吃，主食還是以白米飯為佳。

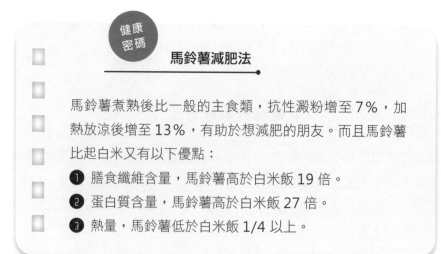

健康密碼

馬鈴薯減肥法

馬鈴薯煮熟後比一般的主食類，抗性澱粉增至 7％，加熱放涼後增至 13％，有助於想減肥的朋友。而且馬鈴薯比起白米又有以下優點：

❶ 膳食纖維含量，馬鈴薯高於白米飯 19 倍。
❷ 蛋白質含量，馬鈴薯高於白米飯 27 倍。
❸ 熱量，馬鈴薯低於白米飯 1/4 以上。

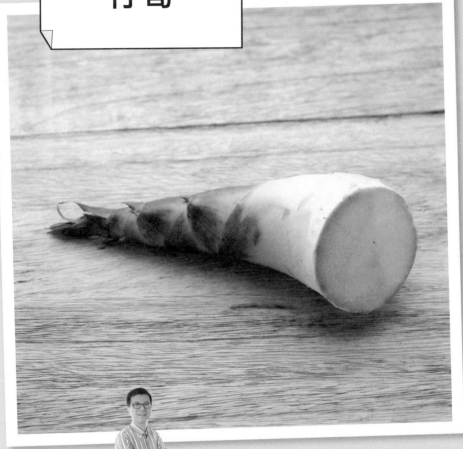

|Bamboo shoot|

體內環保小幫手

竹筍

{ 食材特性 }

竹掃把掃馬路，竹筍子掃腸肚，要做體內環保，竹筍是不可少的好食材。
竹筍有許多的維生素，像維生素 B1、B2、維生素 C、葉酸，還有礦物
質，如鈣、鋅、鐵、鎂。高纖維、低熱量的竹筍，吃起來清涼多汁，跟
水梨一樣好吃，難怪宋朝大學士蘇東坡説：「寧願一日食無肉，不願一
日食無筍。」

{ 挑選方法 }

所謂「雨後春筍」，竹筍從春天開始生長，到了夏天就進入盛產期，這時的竹筍尤其美味，但是要如何買到品質好的竹筍？購買時注意觀察，如果外型長又直，筍尖帶綠色的話，表示已經被陽光照射過，口感會變苦；如果顏色暗沉，表示它是粗纖維的老筍，不要買。另外，有泡過保鮮劑的竹筍，外表會褪色，顏色看起來比較白，摸起來有黏液，產生類似漂白水的味道。此外，挑選優質綠竹筍也有秘訣，就是「白、彎、短、肥」。

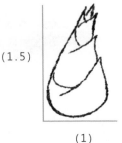

(1.5)

(1)

❶ **白**：竹筍的切面要白，外皮要有帶紫色、黃色，吃起來的口感會比較甜。

❷ **彎**：竹筍側身要有彎度。

❸ **短**：竹筍如果長度越長，纖維越粗，選購時建議買短身的竹筍纖維質比較細緻，以竹筍切面直徑為基準，側面長度大概為1：1.5 為佳。

❹ **肥**：竹筍身要胖胖的。

☑ 保存方法

將竹筍外皮清洗乾淨，連筍殼一起煮熟後，再放入冰箱冷藏，即可保持口感的脆嫩。

{ 適合的料理方法 }

台灣可以說是竹子的故鄉，擁有上千種的竹筍品種，而其中常見的品種就有綠竹筍、麻竹筍、桂竹筍、箭筍等。可以依照不同種類的竹筍，選擇不同的烹調方式，綠竹筍適合涼拌料理；身長較長的竹筍適合煮湯品。想做冷筍沙拉時，請勿把煮好的冷筍放入冰水裡冰鎮，要直接放在筍子

湯裡，等到放涼之後，放入冰箱即可，這麼做可以鎖住鮮甜度。

{ 網路小迷思：煮筍子，要加洗米水加醋？ }

有一種說法，煮筍子要加洗米水去除苦味，或是加醋來美白竹筍，其實都不用。將筍子放入冷水烹煮時，只要先切掉筍尖，然後連殼一起煮，不但能縮短竹筍烹煮的時間，還可以保持竹筍的鮮甜度。

{ 「食」在小知識：竹筍助排便 }

竹筍可以幫助體內大掃除，排便順暢。但是，對於腸道蠕動有問題的患者，如果吃大量的高纖維，反而會無法順利排便，適量為佳，這點要特別注意。

健康密碼

哪些人不能吃竹筍？

夏天吃竹筍，簡單料理就能吃出鮮甜好滋味，但是身體有些狀況的人可不能吃喔！如果是大腸、直腸癌患者，因為剛剛開完刀有傷口，所以不建議吃這麼高纖維的食材，容易刮壞腸胃；竹筍裡頭的礦物質含量非常高，腎臟病患者因為不容易排泄礦物質，所以不建議多吃；竹筍含有草酸，如果屬於容易結石的體質者，建議適量攝取。

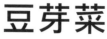

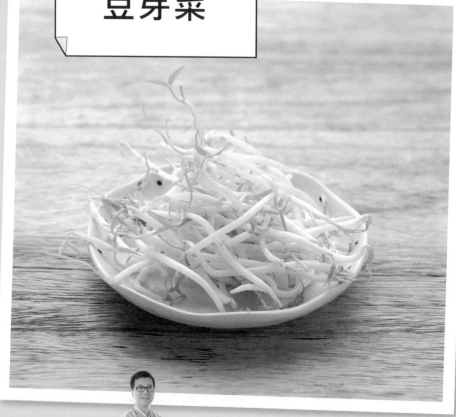

蔬菜界的小巨人
豆芽菜

{ 食材特性 }

豆芽是蔬菜界的小巨人，完全不受天候、季節因素的限制，因此，常被當作是颱風天加菜的食材。它的生長期可分為豆子、芽菜與蔬菜，常見被用來入菜的屬於芽菜時期，就像是成長中的小孩，生命力相當旺盛，會完全吸取媽媽所給予的養分。小小一根芽菜，包含了豆子時期的營養素，富有纖維質與礦物質，而且熱量又低，因此有「百壽芽菜」之稱。

{ 挑選方法 }

豆芽菜營養又便宜，是餐飲業者的最愛，不過有些豆芽菜在「速成班」長大，添加許多生長激素，雖然可以濃縮成長期，但是其中有些是禁藥，吃了會有致癌的風險。所以，除了自己選購要注意之外，在外用餐也要睜大眼睛，避免吃到黑心的豆芽菜。優質的豆芽菜有三個特色：

❶ 天然的豆芽較細瘦，不易斷裂；快速成長的則顯得粗肥，斷面水水的，撥開時很脆、容易斷裂。

❷ 天然的豆芽顏色呈淺褐色；經過漂白後的豆芽則呈現不自然的白色。

❸ 天然的豆芽會有鬚，呈現出完整的地根，帶有淡淡的豆香。

☑ 保存方法

豆芽菜要如何保存，才能避免太快腐爛呢？建議大家可以將豆芽菜置於保鮮盒中，裝滿水，蓋上盒蓋，放入冰箱冷藏即可。這樣做，能使豆芽菜保持充足的水分，不會變乾、變黃，拿出來炒時依然又甜又多汁呢！

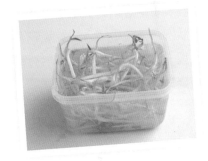

{ 適合的料理方法 }

每種芽菜的營養素不盡相同，例如黃豆芽的蛋白質含量偏高，綠豆芽則是維生素 C 偏高（約是奇異果的 3 倍、柳丁的 5 倍），因此必須根據各種芽菜的屬性選擇適合的料理方式。一般來說黃豆芽適合煮湯、涼拌、汆燙；綠豆芽多用在清炒；苜蓿芽則適合生食。

烹調時則要特別注意時間的控制，當豆子部分越少，煮的時間就要越短，才能保留芽菜自然的風味，口感不至於過軟。

{ 網路小迷思：豆芽菜生食最健康？ }

豆芽的營養價值容易在烹調過程中消失，生食雖然可以攝取到更高的酵素，但是植物有細胞壁，不容易被人類的消化系統破壞，所以如果要生食建議多咀嚼，或用研磨機攪打，才能破壞細胞壁、切斷纖維質，讓身體更容易吸收。此外，一些正值化療期間的病人、老人與孕婦不適合生食豆芽菜，容易將病菌也一起吃下肚，建議可以用蒸煮的方式蒸 1 分鐘，即可保留芽菜的營養素，也能有效補充身體的能量喔！

{ 「食」在小知識：吃豆芽菜容易脹氣？ }

膳食纖維豐富的豆芽菜吃下肚後，會在胃中分解產生氣體，產生脹氣的狀況，大多跟個人體質比較有關係，而非絕對的相關。此外，痛風發作期（急性期）、腎臟功能有缺損或洗腎者、腸胃道手術剛結束後，都不建議吃普林含量高的豆芽菜。

健康密碼

吃肉配豆芽菜才健康！

芽菜直挺挺的站立在盒子裡，孕育著最完整的天然酵素與植化素，它也是天然的減肥好幫手。豆芽菜含有很多膳食纖維，如果搭配肉類一起吃，可以抑制腸道的脂肪與澱粉吸收，此外，還能抑制壞菌生長，降低大腸癌。從今天起，就讓營養滿溢的芽菜，幫我們的健康加分吧！

| White gourd |

零脂肪的優菜

冬瓜

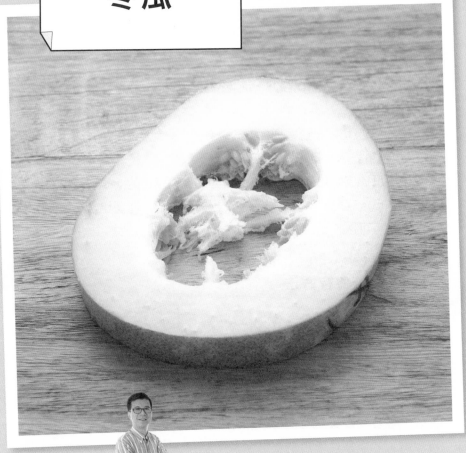

{ 食材特性 }

「矮冬瓜」常被用來戲稱身材，但是事實上冬瓜在瓜類植物中，體積可是非常的壯碩。如此碩大的冬瓜從皮到籽都能食用，而且益處多多，具有生津化痰、清熱、消水腫的功效。尤其是冬瓜籽，含有礦物質「硒」，可以防癌抗癌，還含有不飽和脂肪酸，對養顏美容也有助益。

{ 挑選方法 }

挑選冬瓜不用像挑西瓜東敲敲、西敲敲，只要把握四個原則，就能吃到上品的冬瓜。

❶ 選擇蒂頭木質化的才是成熟的冬瓜。

❷ 冬瓜形體頭尾均勻比較好，而且外觀無傷痕，如果有瓜蠅叮咬，容易腐爛。

❸ 新鮮的冬瓜切開後白嫩細緻，如果看得到纖維代表已經老化。

❹ 冬瓜越重表示水量越多，品質比較好。

此外，冬瓜連皮吃營養最豐富，但是因為農藥殘留的問題，如果買得到有機的冬瓜，就能減少這個疑慮。有機的冬瓜雖然體型比較小，但是慢慢品嚐時，可以感受到十足的清甜味。

☑ 保存方法

冬瓜體形大，一般我們都是購買冬瓜切片，因此接觸空氣的面積比較大，容易氧化，所以保存時要用兩層保鮮膜密封，減少與空氣的接觸。另外，最好加用夾鏈袋，再放入冰箱冷藏，才能鎖住冬瓜的美味。放置冰箱後，雪白的冬瓜如果變黃，味道就會變酸，切除變黃的部分後再料理食用。

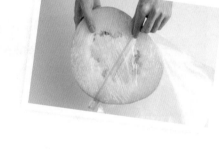

{ 適合的料理方法 }

冬瓜的料理幾乎都是搭配海鮮、肉類一起烹煮，因為冬瓜沒有蛋白質，所以如果吸附其他食材的蛋白質，營養就會更均勻。冬瓜屬於便宜的食材，只要用心搭配，也能有高品質的美味享受喔！

{網路小迷思：**冬瓜性涼，孕婦不能吃？**}

冬瓜肉的水分組成將近 97%，能為人體補充水分之餘，亦帶來利尿的功效，有助於避免水腫的發生。雖然冬瓜性寒，但是比起白蘿蔔來說相對溫和，孕婦如果有下肢水腫的現象，還是可以吃，建議加些紅棗、薑絲一起吃，藉此緩和冬瓜的涼性。

{「食」在小知識：**冬瓜是減肥聖品**}

想要越吃越窈窕、越吃越健康，就不能錯過冬瓜這個食材，它不但零脂肪，沒有葡萄糖、果糖，堪稱是減肥聖品，也很適合糖尿病患者食用。此外，它含有兩種植化素，「丙醇二酸」能抑制醣類轉化為脂肪，「葫蘆巴鹼」增加代謝速度，除了有助於減重之外，也是防治高血壓的優質食材。

健康密碼

加工冬瓜少吃！

每 100 公克冬瓜含有 3 毫克的鈉，121 毫克的鉀，鈉含量相當低，如果有鉀離子無法排除狀況的人，例如有腎臟功能衰竭的狀況，請避免食用。此外，加工過的冬瓜放入大量的鹽或糖，所以有糖尿病、心血管疾病、高血壓等症狀的人，切忌多食，以免加重病情！

\ Loofah /

夏天的開胃菜

絲瓜

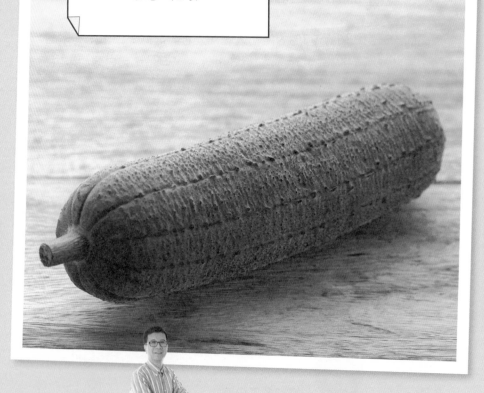

{ 食材特性 }

絲瓜，是我們餐桌上常見的一種家常食物，**95%** 的水分含量，鉀離子含量高，口感相當滑順，能夠解除口乾舌燥的症狀，夏天吃起來特別開胃，是養生又美容的好食材。從絲瓜藤、絲瓜葉、絲瓜果、絲瓜絡到絲瓜子都有其營養價值，具有清熱、解暑和抗過敏的功用，對抗鼻竇炎、支氣管炎和咳嗽都有不錯的效果呢！

{ 挑選方法 }

選購絲瓜時，不要拿起來用力按壓，這樣瓜肉容易受傷。建議大家注意下列幾點，就能選到好品質的絲瓜：

1. 查看蒂頭有沒有乾掉？最好是切開蒂頭處要有凝露的感覺。
2. 外觀無傷痕，如果被蜜蜂叮過，會出現洞痕，容易長蟲。
3. 觸感硬、表皮凹凸顆粒越明顯越新鮮。
4. 拿起來沉沉的，重量越重代表水分越多，肉質較鮮嫩。
5. 顏色深綠，瓜頭與瓜尾大小平均，果實飽滿的絲瓜品質較好。

☑ 保存方法

絲瓜的保存方式很簡單，放入透氣的袋子冷藏即可。注意不要跟會產生乙烯的水果放在一起，像是蘋果、香蕉、鳳梨等等，以免過熟。買回來後，盡早料理，如果沒有一次用完，可以用保鮮膜包起來放冰箱，保持新鮮度。

{ 適合的料理方法 }

料理絲瓜的方式很多元，可以搭配蛤蠣、鮮干貝、枸杞、雪白菇、柳松菇等食材，帶出絲瓜的甘甜，而加海鮮的好處就是調味料可以少放很多，一樣能帶出食材的原味。

絲瓜整體都可以運用，包含絲瓜的花帶有清香味，也適合入菜用來提味。而絲瓜皮擁有很高的營養素，料理時不建議把綠色的皮都刮掉，只需用菜刀、鐵湯匙，輕輕刮除表面的凸點即可唷！

{網路小迷思：**絲瓜水敷臉可以美白？**}

很多愛美的女生為了美白，下足工夫，而阿嬤年代就流傳至今的絲瓜水，可說是便利又天然的保養品。不過，絲瓜雖然具有維生素 C，濃度卻沒那麼高，所以美白效果有限。如果要拿來敷臉最好先做「抗敏感測試」，塗抹在手上觀察一段時間，確定皮膚可以適應之後，再用於臉部肌膚。

{「食」在小知識：**糖尿病的人可以吃絲瓜嗎？**}

絲瓜的熱量很低，只要用對烹調方式，避免過度的調味，糖尿病的人當然可以吃。此外，建議產後的婦女可以吃些絲瓜絡，使乳汁分泌通暢，如果擔心絲瓜過涼，加入薑絲一起炒即可。

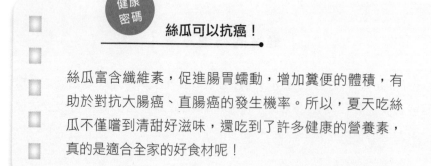

健康密碼

絲瓜可以抗癌！

絲瓜富含纖維素，促進腸胃蠕動，增加糞便的體積，有助於對抗大腸癌、直腸癌的發生機率。所以，夏天吃絲瓜不僅嚐到清甜好滋味，還吃到了許多健康的營養素，真的是適合全家的好食材呢！

超級食材

南瓜

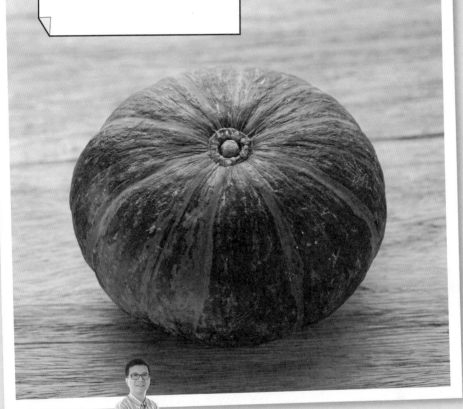

{ 食材特性 }

在歐美，南瓜具有濃厚的節慶意味，像萬聖節時的南瓜怪、烤南瓜；在東方，由於橘黃色的外皮也有個「金瓜」的美名，象徵著招財進寶。從營養觀點來看，南瓜全身都是寶，富含各種維生素和礦物質，膳食纖維也高，堪稱「超級食物」。一小顆南瓜好處多到數不完，味甘性溫，補中益氣，具有降壓、護目、提高免疫力、美容瘦身和抗癌的效果，懂得吃南瓜，人生可是受益無窮。

{ 挑選方法 }

大大小小的南瓜品種可不少，每個品種的甜度與香度也不同，但是挑選的方法差不多。

① 選擇蒂頭木質化的，一折就可以折斷的，才是比較成熟的南瓜。

② 外皮要摸起來粉粉的，帶有一些果粉的為佳。

③ 外觀的紋路分明（有溝的）、分量重的比較好。

④ 不要選有果蠅叮到的南瓜，否則容易腐爛。

☑ 保存方法

秋天是南瓜盛產的季節，整顆南瓜放在室溫下，可存放一個月以上，但是切過之後的南瓜，就不能放太久，必須用保鮮膜把切口處封好，再放入冰箱保存。

{ 適合的料理方法 }

南瓜皮硬、纖維又多，屬於很慢熟的食材，只要在備料時，先將裡面的籽挖掉，然後連皮一起切薄片，就不需花太久的料理時間。

此外，南瓜與綠色蔬菜一起食用，可以中和農藥、亞硝酸鹽和金屬等物質，而且南瓜是橘色的食材（富有維生素 A 群），蔬菜是綠色食材（富有維生素 B 群和 C 群），因此一起食用可以同時攝取維生素 A、B、C，對身體健康很有幫助。

{ 網路小迷思：糖尿病人不可以吃南瓜？ }

南瓜含有大量植物纖維和果膠，熱量很低，屬於低 GI（升醣指數 Glycemic Index）食物，可避免血糖在飯後急速上升，所以糖尿病患者雖然不宜多吃甜食，但是南瓜還是能安心吃。此外，南瓜和南瓜籽中的鋅成分，可以有效預防男性的攝護腺問題，所以中、老年人不妨每天食用一些南瓜吧！

{ 「食」在小知識：抽菸的人不適合吃南瓜！ }

抽菸的人攝取 β-胡蘿蔔素反而會增加肺癌的機率，因此建議戒菸後再吃南瓜才能有效防止肺癌。另外，植物纖維容易產生氣體，所以有脹氣問題的人，也不建議多吃。

健康密碼

南瓜可以預防六大癌症

南瓜的 β-胡蘿蔔素很多，而且維生素 A 對上皮細胞組織和黏膜的再生與修復效果很好，可以預防肺癌、子宮頸癌、乳癌、皮膚癌、大腸癌、食道癌。所以，餐桌上有些色彩鮮豔的南瓜料理，不但能增加食慾，還能常保健康喔！

別讓身體不開心　　57

\Lettuce/

古代歐洲貴族菜

萵苣

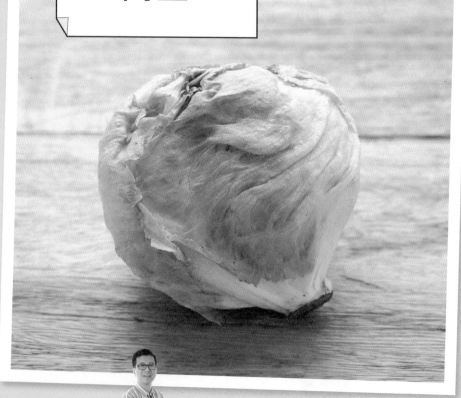

{ 食材特性 }

在隋朝，萵苣是從歐洲經印度傳到中國，當時只有極富裕的人才能吃到，所以在古代別名又叫「千金菜」，具有清熱、生津、消腫、利尿、通便的功效，對高血壓、糖尿病患者很有幫助。屬於淡色蔬菜的萵苣含有一種萵苣苦素，屬於糖苷類，在身體裡可以刺激 TNF-α（腫瘤壞死因子）生成，間接提高身體的免疫力，可以說是抗癌的好食材。

{ 挑選方法 }

萵苣生吃略帶有一點苦味，不太容易生蟲，因此，農藥使用的很少，所以，挑選萵苣時，只需要注意以下幾點：

❶ 挑外表亮綠、沒有碰撞受傷，拿起時有沉重手感即可。

❷ 如果蒂頭紅紅的，不是代表不新鮮，只是氧化產生的現象，將蒂頭紅色部分切掉即可。

☑ 保存方法

如果一次吃不完一顆萵苣，將萵苣剖半，拿餐巾紙弄濕後，包蓋住萵苣的切口，再用保鮮膜包起來，不要包太緊，最好拿牙籤戳幾個洞保持透氣，就能放入冰箱冷藏，可以保鮮一週。保存時，切記不要和香蕉、蘋果放在一起，不然萵苣會被催熟，變得爛爛的。

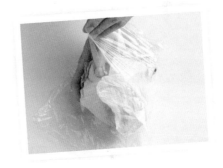

{ 適合的料理方法 }

如果是有機的萵苣，只要以流動的清水沖一沖就可以；但如果是非有機的萵苣，最好還是放入水中浸泡一下，避免過多的農藥殘留。一般的蔬菜就算要汆燙也不能煮太久，否則營養成分都會流失光，譬如說維生素 C、維生素 B 群遇熱就會分解，因此，煮萵苣如果超過 30 分鐘，小心營養成分都會流失光光。

{ 網路小迷思：吃萵苣幫助催乳？ }

萵苣類的蔬菜，莖部切開後，會流出一點像是牛奶色的汁液，古書中曾記載這種汁液可以通乳，而從現代醫學的角度來看，這種汁液的功用比較類似於「通脈下乳」的意思，因為它可以降火、降發炎，讓血氣運行更好，暢通乳腺，吃萵苣確實有催乳的作用。

{ 「食」在小知識：「大陸妹」是萵苣的親戚 }

「大陸妹」這種蔬菜的全名其實是「福山萵苣」，其他像地瓜葉、A菜這類能幫助分泌乳汁的蔬菜，也都屬於萵苣類。福山萵苣有種苦味，菜蟲並不愛吃，所以種植時也是不太需要噴灑農藥，可以多多食用。

健康密碼

不適合吃萵苣的人

萵苣的屬性偏寒，因此小便多、腹瀉嚴重、體質偏寒的人都不宜生吃萵苣，建議可以煮熟或加點薑一起料理再吃。此外，由於萵苣的鉀離子含量較高，有腎臟疾病的人盡量減少攝取。

\Chinese spinach\

補鈣補血的長壽菜

莧菜

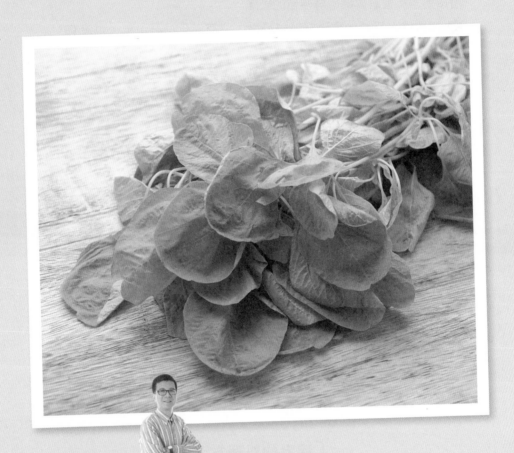

{ 食材特性 }

紅綠相映點綴的莧菜，按照顏色來分，有紅莧菜、綠莧菜和紅綠雜色三種，它富含易被人體吸收的鈣質，有助於牙齒和骨骼的生長，也是補血的優質蔬菜，又稱為「長壽菜」。

{ 挑選方法 }

綠色葉菜當中，一年四季都可以買到的莧菜，有著讓人意想不到的生長本領，因為有特殊氣味連蟲都不太愛吃，基本上就不太需要噴灑農藥，所以通常不會有農藥過量殘留的疑慮。

❶ 購買時，只要注意整株新鮮細嫩，沒有老化枯萎現象，也沒有水傷腐爛的狀況即可。

❷ 如果在菜葉上看見一些白色斑點，表示感染了植物的病害「鏽病」，這並不影響它的營養價值，還是可以放心食用。

☑ 保存方法

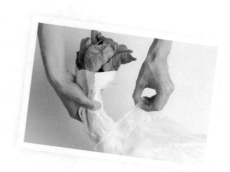

莧菜很容易腐敗，如果放在冰箱過久容易凍傷，建議大家買回來後最好隔天就要吃完。想讓莧菜保鮮又美味的話，可先做幾個小動作：

❶ 將多餘的水分甩乾，或稍微晾乾一下。

❷ 接著把莧菜整株放在廚房紙巾上，將紙巾捲起後，根部的地方灑一點水，讓它留有水分。

❸ 再以塑膠袋套起來，保鮮效果比較好，最後再放入冰箱冷藏。

{ 適合的料理方法 }

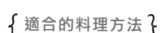

頗受家庭主婦們青睞的莧菜，常會搭配鮂仔魚一起煨煮，不但營養又好吃，但是處理莧菜的「拔絲苦力」卻很費工夫，該怎麼做才能省時又省力呢？其實，只要將莧菜排列整齊，用刀切除根部較老的部位，再「切末」烹煮，就不需要一根一根的剝除纖維絲，如此一來還能吃到莧菜完整的營養。此外，莧菜屬於比較耐煮的蔬菜，顏色也不易變黃，

因此一定要燙到梗的部分變軟，生澀味才能完全去除。

{網路小迷思：吃大量的莧菜有助健康？}

莧菜屬性較涼，鉀離子濃度比較高，所以若是腎臟有問題，或是胃腸功能較弱的人就不適合吃太多。不過，如果是草酸鈣結石的人倒不必擔心，因為莧菜的草酸比菠菜低，料理時可以用它來取代菠菜。

{「食」在小知識：補血保健的必吃蔬菜}

成人每天大概需要 12 毫克到 15 毫克左右的鐵質，菠菜每 100 公克的含鐵量約有 3 毫克，而綠莧菜每 100 公克大概有 6 毫克左右；紅莧菜則有 12 毫克。相較之下， 莧菜可説是最天然的補鐵劑，因此想要臉色紅潤、增加抵抗力，也可以從蔬菜中攝取唷！莧菜雖然含鐵量很充分，但是如果患有痛風，最好還是去看醫生，可別只靠著吃莧菜來緩解病情。

健康密碼

比牛奶更厲害的增高劑

莧菜最大長處就是高鐵兼高鈣，在蔬菜界裡可説是名列前茅，鈣含量幾乎是牛奶的一倍以上，綠莧菜每 100 公克就有 141 毫克，紅莧菜則有 218 毫克，而牛奶 100cc 只有 110 毫克。因此，食用莧菜可以促進兒童的生長發育，還能加快骨折癒合，這麼好的菜不吃嗎？

|Chinese yam|

神仙之食

山藥

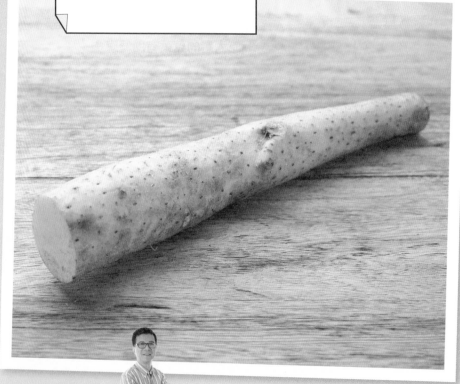

{ 食材特性 }

山藥既是食材也是藥材，不過可不是蔬菜，而是屬於全穀根莖類的食材，特別適合三高患者食用，可以降血糖、降血壓、改善血脂。黏黏滑滑的山藥，因為含有多糖蛋白質，結合碳水化合物跟蛋白質，可以保護胃壁黏膜，對腸胃道有益，也是緩解燒燙傷的天然良藥。山藥除了是腸胃道守護神，也是抗癌尖兵，因為富含 CDC25 蛋白質，可以抑制乳癌的發生。

{ 挑選方法 }

全世界約有 600 種山藥，台灣常見的有 140 種，例如日本產的青森山藥、人參山藥，台灣產的南投名間的大汕山藥 …… 等等。那麼，該如何挑選好山藥呢？

❶ 品質好的山藥根鬚少，外表圓滑、筆直。

❷ 現在人工栽培的山藥，會在地底放置塑膠管，讓山藥筆直生長，因此，大家還可以觀察切口，若切口氧化會呈褐色，就是擱置過久，最好選擇切口白嫩一點的山藥，比較新鮮。

☑ 保存方法

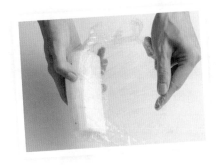

如果買的是整條的山藥，只要放置在通風處，一般可以保存 2 ～ 3 個月。但是，如果購買的是切開後的山藥，會有切面接觸到空氣，建議盡快吃完為佳。如果吃不完，先把皮削掉，用保鮮膜包起來放冰箱冷藏，或是以夾鏈袋密封再冷凍。冷藏的話，大約只能保存一天左右，冷凍保存等於是把山藥凍熟，保存時間長，想要吃的時候，再加熱清炒即可。

{ 適合的料理方法 }

山藥的黏稠感會讓處理的人覺得手癢癢的，這時，可以戴上手套，以廚房紙巾抓握黏滑的山藥，再拿刀刮皮、切塊，或是調檸檬水或稀釋醋 (500c.c. 的水中放 1 大匙醋) 抹在手上，都可以避免處理山藥產生的不適感。山藥生食熟食皆可，即使煮熟再吃，其中的酵素不會被高溫分解，等於直接吃進酵素，還是非常營養。

⊕ { 網路小迷思：山藥可以改善骨質疏鬆？ }

山藥除了可以固脾胃，還有補肺氣和固腎氣的功效，有帖中藥材叫「六味地黃丸」，其中一味就是山藥，這個處方就是用來改善腎氣不足。而腎氣不足的人容易筋骨痠痛，也容易有骨質流失的問題，因此多吃山藥，可以改善症狀。此外，孕婦或產後也可以吃些山藥來補氣，加速體力的復原。

{ 「食」在小知識：更年期女性應該多吃山藥！ }

身體中的腎上腺會產出很多的內分泌物，其中有一種 DHEA(去氫皮質酮)，隨著年齡的增長，這種物質的濃度會慢慢地下降。為了補充這種物質，一般多從山藥提煉萃取出藥用的 DHEA，女性服用有助於平衡荷爾蒙，因此多多食用山藥也有相同的效果喔！

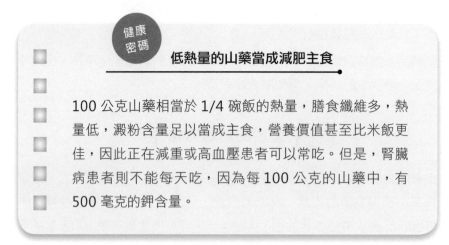

健康密碼

低熱量的山藥當成減肥主食

100 公克山藥相當於 1/4 碗飯的熱量，膳食纖維多，熱量低，澱粉含量足以當成主食，營養價值甚至比米飯更佳，因此正在減重或高血壓患者可以常吃。但是，腎臟病患者則不能每天吃，因為每 100 公克的山藥中，有 500 毫克的鉀含量。

| Water bamboo |

含水量超高的美人腿

茭白筍

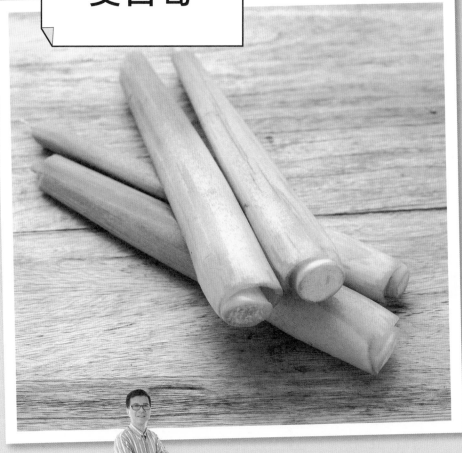

{ 食材特性 }

白皙的茭白筍模樣像極了美人腿，它不是種在土裡，而是長在水裡，屬於潛水性的作物。口感跟竹筍有點相似的茭白筍，所含的營養成分包括纖維素、維生素 A、維生素 C，而它的含水量高達 94%，熱量卻只有 22 大卡，是非常好的低熱量減重食材，也適合糖尿病患者食用。

{ 挑選方法 }

購買筊白筍有以下幾個原則可以參考。

1. 從筍殼判斷，因為筊白筍成長時會藏在浮萍底下遮蔭，因此，若是筍殼頂端過綠或筍白部分為青綠色，代表筊白筍已經老化，不要購買。

2. 挑選時，用手輕輕地按壓筊白筍，摸起來堅挺、有紮實感的，表示才剛採收，比較新鮮。

☑ 保存方法

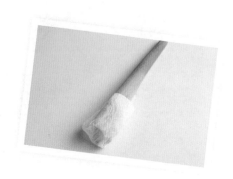

想要保有筊白筍又脆又嫩又鮮美的風味，建議保存的時候筍殼先不要剝開，將底下斷層的部位擦乾淨後，以沾濕的廚房紙巾包好，放入冰箱的蔬菜櫃中冷藏，就能鎖住食材的鮮美。

{ 適合的料理方法 }

料理前，在筍殼根部輕劃一刀，劃至中段時，刀子力道慢慢加深往後剝，可以直接以手指按下割劃開的地方，將第一層綠色的粗殼剝掉，再把淺層的嫩殼也剝掉。越裡面甘甜的部位也越脆弱，一層一層地小心剝開，最前端的纖維比較粗，可以用刀削掉處理。烹調時則要注意，筊白筍屬於快炒菜，蓋上鍋蓋後，

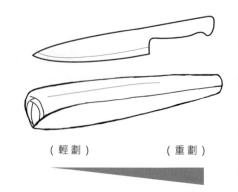

（輕劃） （重劃）

藉著一些水氣讓它瞬間快速燜熟，熟化度會比較平均。

{ 網路小迷思：**茭白筍上的黑點，可以對抗骨質疏鬆？** }

茭白筍上的小黑點是一種稱為 fungus 的真菌，算是益菌的一種，有點類似優酪乳中的益生菌，和益生菌功能相同，只是菌種不一樣。這些跟茭白筍共生的小黑點裡面，可以產生對骨質疏鬆症有幫助的物質。因此，即使茭白筍內含的鈣質量很低，每 100 公克中大概只有幾毫克，但是，透過這些小黑點真菌的幫忙，還是有延緩骨骼老化的功效。

{ 「食」在小知識：**多吃茭白筍可以抗大腸癌！** }

纖維質可以吸收腸道分泌的膽汁酸，膽汁酸如果指數太多，腸胃道就容易生病，因此，茭白筍的纖維質含量非常高，能夠促進腸道蠕動，把體內的髒東西迅速排掉，可以有效預防大腸癌的發生機率！如果平時纖維質攝取量不足時，不妨多吃一些茭白筍補充纖維質。

健康密碼

高血壓和心血管疾病的患者應該多吃茭白筍

茭白筍中鉀含量很高，而高血壓病患的體內鈉含量太高，缺乏鉀元素，因此如果沒有腎臟方面的疾病，建議可以多攝取茭白筍，有助於降血壓，控制心血管疾病。

\ Coriander /

各式菜餚的最佳配角

香菜

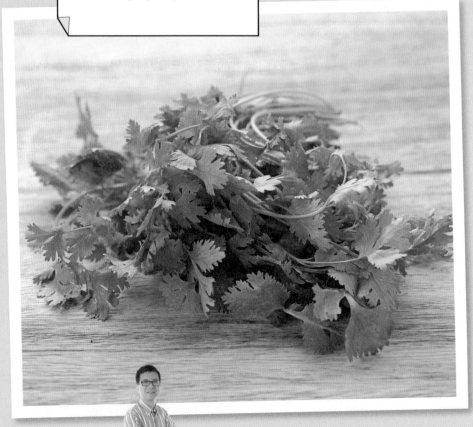

{ 食材特性 }

香菜是超級好用的香料食材,它的特殊香氣在炒菜煮湯或是涼拌時,只要放上一小把,食材的鮮味馬上被拉提出來,屬於提味的香料植物。香菜又稱胡荽荽,是從歐洲引進的溫帶植物,屬於傘形花科,可以幫助發汗、促進血液循環、解毒、調整腸胃功能。

{ 挑選方法 }

早期栽種香菜的時候，因為用糞水灌溉而常引起寄生蟲的問題，隨著農業科技的進步，寄生蟲問題已獲得改善，可以放心生吃。如果你對於生吃香菜仍有疑慮，不妨汆燙過後再食用。挑選時請把握四個重點，就能購買到新鮮的香菜：

❶ 香菜葉呈現足夠的光澤度。

❷ 顏色太深綠，口感比較老；顏色太淺則香氣不足，營養價值也不夠。因此，選擇正綠色的香菜為佳。

❸ 香菜莖的長度適中為佳，太長的話，香氣也會不足。

❹ 根部需要呈直立狀。

☑ 保存方法

香菜如果保存不佳，很容易腐爛。買回家的香菜先用清水清洗，瀝乾水分後攤開，以餐巾紙包住，再用塑膠袋裝起來，放入冰箱冷藏保存。香菜稍微曝曬就容易萎軟發爛，因此，需要特別小心。

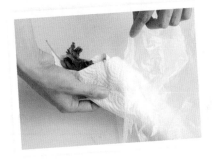

{ 適合的料理方法 }

香菜梗的香氣接近芹菜和巴西里的味道，切成小段可保持住水分，入菜能釋放出更多的香氣，切成細末則容易失去水分，香氣也相對散失不少。

🔍 { 網路小迷思：**多吃香菜有益腎臟？** }

香菜含有非常多的鉀離子，100 公克的香菜有 390 毫克的鉀，腎臟需要有水分才能運作，也需要有鉀離子才能將身體內不好的物質排泄掉，所以適量喝水，適量的攝取鉀離子，就能達到清洗腎臟的功能。中醫師表示，雖然香菜可以幫助利尿通便、改善腎氣，但是並沒有補腎氣的功能。

{ 「食」在小知識：**不敢吃香菜全是基因搞的鬼！** }

根據研究指出，在三萬名受測者的基因掃描發現，人體中用來感受氣味的基因 OR6A2，對醛類化合物十分敏感，而香菜含有大量這種物質，所以遺傳這種基因的人就會不敢吃香菜。討厭香菜的人口比例在世界各地大不相同，歐洲佔了 17%，東亞地區 21%，非洲地區 14%，十分有趣。

健康密碼 香菜可以淨化水中雜質

根據國際上的研究，經過實驗發現香菜內含有一種特殊物質可以抓住水中的重金屬，從中得出香菜在過濾水中的重金屬有一定的功能。因此，建議平日可以在飲食內加入香菜，幫助排出體內的重金屬物質。在中醫裡，香菜還可以透疹，例如麻疹要開始發作時，喝一點香菜水或泡香菜澡，有助於症狀的緩解。

\ Asian basil /

好處多多的香料植物

九層塔

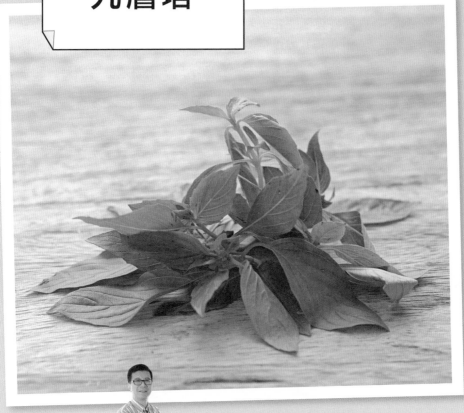

{ 食材特性 }

屬於熱帶植物的九層塔,也是羅勒的一種,是台式料理愛用的香料,可以增香提味、去腥。中醫認為九層塔可以行氣活血、幫助腸胃消化。它含有 90% 以上的水分,並富含維生素 A、黃酮類、精油類等物質,對於抗氧化及促進血液循環會有一些幫助。此外,還是天然的驅蟲劑,方便在家自行栽種,只要在窗邊、陽台,可以曬到太陽的地方即可種植,驅趕惱人的蚊蟲。

{ 挑選方法 }

台灣培植的九層塔分成紅梗與綠梗兩個品種，香味濃度不太一樣，但是不論哪種九層塔只要開花後表示已經成熟，口感會比較老，所以購買時要挑選未開花的九層塔，口感比較鮮嫩。九層塔葉子的顏色跟受光的程度有關，葉子顏色太淺表示日照不足，相對地植物的養分和香氣比較少，因此，選擇顏色深一點的九層塔，香氣比較濃郁。

☑ 保存方法

若是買到全株的九層塔可以直接插在水瓶裡保存；若是買到已分段的九層塔則要先洗淨後壓乾水分，再用餐巾紙包覆並裝入塑膠袋密封，放到冰箱最不冷的位置冷藏，否則容易受到水傷而變黑。

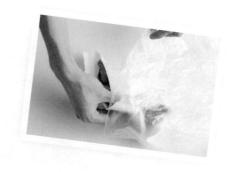

{ 適合的料理方法 }

將九層塔清洗乾淨，可以生吃，但是味道比較生澀。如果用來入菜的話，由於溫度太高或不夠高都容易使九層塔變黑，因此建議可以切成細末放入食材裡烹煮。此外，運用九層塔的根部燉補雞湯，有助於正在轉骨的小朋友。

{ 網路小迷思：白天吃九層塔會變黑？ }

九層塔屬於易感光的植物，因此吃太多確實有可能導致皮膚感光變黑。但是，一般入菜的九層塔分量不多，再加上身體可以自行消化吸收，並不至於造成皮膚變黑的狀況。除非將大量的九層塔塗抹在身上再去曬太陽，才有可能真的曬黑啊！

{ 「食」在小知識：**九層塔五大好處** }

九層塔除了有特殊香氣之外，它也有很豐富的營養成分，對我們的健康有不錯的幫助：

❶ 九層塔所含的精油成分可以促進身體的血液循環，改善濕疹的狀況。

❷ 類黃酮類物質對血管很好，能保持腦部血管的暢通，增進記憶力。

❸ 鈣質很高，每 100 公克的九層塔有 177 毫克的鈣，食用鈣質高的食物，可以幫助睡眠。

❹ 九層塔中的香辛料成分會刺激胃液和唾液的分泌，可以緩解胃痙攣的狀況。

❺ 可以活血化瘀、消腫止痛。中醫常常使用，但是不用葉子，主要是用九層塔的根莖部分。

健康密碼

九層塔少量吃不會致癌

如果將九層塔當成每日蔬菜大量吃，才會有致癌的疑慮，但是，如果只是少量攝取，並不足以致癌。因此，建議大家適量適時的食用唷！

\Lotus root/

最強血管清道夫
蓮藕

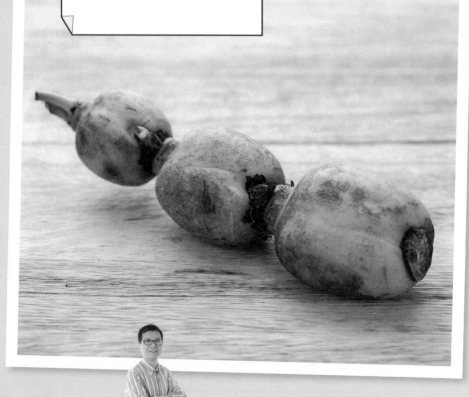

{ 食材特性 }

多纖清甜的蓮藕是蔬菜嗎？不，它可是澱粉類的食物。它含有豐富的膳食纖維與維生素 C，能清熱散瘀、養血補虛，《本草綱目》稱讚蓮藕為「靈根」，是高血壓、糖尿病的佳「藕」良醫。生吃時，可以涼血、抗發炎，對於抑制良性腫塊有輔助作用。汆燙後再吃，則有護腸胃、補五臟的功效，比較不容易造成腸胃的不舒服。

{ 挑選方法 }

秋令時節，正是新鮮蓮藕上市的季節，該怎麼挑選好吃的蓮藕呢？

❶ 熟食：挑選粗短的，成熟度佳，口感才會鬆軟。

❷ 涼拌：選擇蓮藕前頭的地方，口感比較脆嫩。

❸ 一般市面上賣的蓮藕，通常是洗乾淨切成一節節地賣，如果切面顏色太白的蓮藕，可能經過化學製劑的浸泡，不建議購買。

☑ 保存方法

帶有一點泥土的蓮藕的保存時間比較長，放在陰涼處，可以放置約1週。沒有泥土的蓮藕通常經過一些人為處理，購買後可以先洗淨、汆燙，裝入保鮮袋，放進冷凍庫保存，想要食用時，可以直接涼拌或烹調。

{ 適合的料理方法 }

秋天吃蓮藕正是時候，不但養生又美味，不過蓮藕容易氧化，料理時建議用不鏽鋼鍋煮，不要用鐵鍋。如果切好後沒有馬上調理，先泡在水中，避免氧化變黑。此外，蓮藕也屬於高鉀食物，生吃熟食都能攝取到，如果煮成湯的話，營養成分都釋放在湯裡，要喝湯才吃得到蓮藕的營養喔！

🔍 { 網路小迷思：糖尿病人不能吃蓮藕？ }

蓮藕營養成分豐富，不過，因為含有大量的澱粉，有些人會擔心吃多導致血糖升高。但是，這種觀念不一定正確，只要均衡飲食，糖尿病患者還是可以根據自己的血糖情況，酌量食用蓮藕。

{ 「食」在小知識：藕斷絲連，益處多多 }

蓮藕黏黏的汁液，含有多醣體黏液蛋白，對腸胃道非常好，可以幫助腸胃消化，不論生吃熟食都能攝取到，因此蓮藕在中醫被稱為「脾之果」。

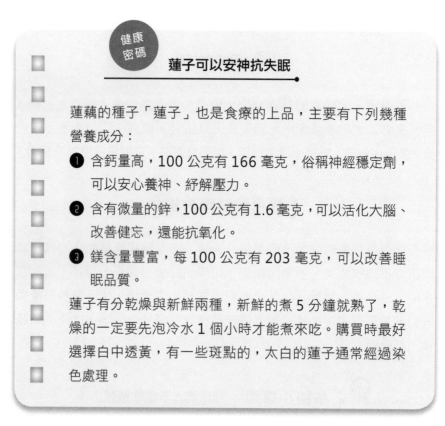

健康密碼

蓮子可以安神抗失眠

蓮藕的種子「蓮子」也是食療的上品，主要有下列幾種營養成分：

❶ 含鈣量高，100 公克有 166 毫克，俗稱神經穩定劑，可以安心養神、紓解壓力。

❷ 含有微量的鋅，100 公克有 1.6 毫克，可以活化大腦、改善健忘，還能抗氧化。

❸ 鎂含量豐富，每 100 公克有 203 毫克，可以改善睡眠品質。

蓮子有分乾燥與新鮮兩種，新鮮的煮 5 分鐘就熟了，乾燥的一定要先泡冷水 1 個小時才能煮來吃。購買時最好選擇白中透黃，有一些斑點的，太白的蓮子通常經過染色處理。

\ Chili /

促進消化的紅色珍寶
辣椒

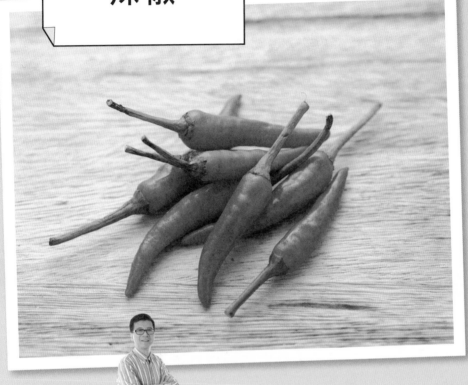

{ 食材特性 }

喜歡吃辣的人，不論吃什麼都可以加上一點辣椒，甚至有人是無辣不歡，而辣椒之所以能夠這麼嗆辣，主要是因為含有「辣椒素」，能夠促進胃酸分泌，幫助消化，使全身的血液循環加快。它還有很多不為人知的好處與營養素，包含微量蛋白質、β-胡蘿蔔素，以及鈣、鎂、鐵等礦物質，另外它的維生素 C 含量堪稱蔬菜界之冠。此外，每一種顏色的辣椒，營養成分略有差異，例如，綠辣椒的維生素 C 高於紅辣椒；紅辣椒的 β-胡蘿蔔素高於綠辣椒，因此均衡地食用，才能吃到各種營養素。

{ 挑選方法 }

挑選辣椒,除了比較辣度,也要比較新鮮程度,紅辣椒因為含有豐富的「辣椒紅素」,所以紅得特別搶眼。

❶ 一般紅色辣椒曬乾後並不會變成黑色,如果買到過於偏黑的辣椒就要小心可能有添加物的問題。

❷ 色香味俱全的辣椒粉是許多人用餐時必加的調味料,那麼辣椒粉該怎麼挑呢?由於辣椒素的特性是油溶性,因此如果將辣椒粉泡水溶解出橘紅色,表示可能添加了紅色色素,避免購買這樣的辣椒粉。

☑ 保存方法

辣椒也是蔬菜的一種,因此購買後應該趁新鮮盡快使用。如果沒有食用完,可以放入冰箱冷藏,避免辣椒變得軟爛、乾扁。

{ 適合的料理方法 }

每種辣椒的辣度與甜度不同,一般來說,綠辣椒生吃比紅辣椒甜,但是炒過後青辣椒會比紅辣椒辣。但是,不論哪種辣椒,只要經過炒製,辣度都會比生吃減少一半。

{ 網路小迷思:辣椒粉的營養大大流失? }

辣椒原本每 100 公克含有約 369 毫克的維生素 C,而乾燥的紅色辣椒果裡只有 154 毫克的維生素 C,如果再經過加工處理,辣椒粉裡只剩下 10 毫克的維生素 C,不到原本的 3%。因此,製成辣椒粉後,部分的營養素還是會流失。

{ 「食」在小知識：吃辣椒有益身體健康 }

你敢吃辣嗎？偶爾吃點辣椒其實對身體是有幫助的。

❶ 辣椒的植化素可以幫助改善糖尿病。

❷ 辣椒的類黃酮能保護血管內皮細胞，並且能促進血液循環，降低血液濃稠度。

❸ 適量的辣椒可以保護腸胃，但若是胃黏膜有破損發炎的患者，並不適合食用辣椒。

❹ 辣椒裡的辣椒素可以抑制大腸黏膜的異常增生，降低罹患大腸癌的風險。

❺ 適量的辣椒可以幫助消化，有助於脂肪代謝與減重。

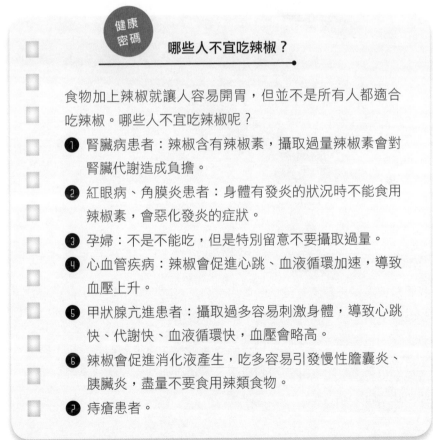

健康密碼

哪些人不宜吃辣椒？

食物加上辣椒就讓人容易開胃，但並不是所有人都適合吃辣椒。哪些人不宜吃辣椒呢？

❶ 腎臟病患者：辣椒含有辣椒素，攝取過量辣椒素會對腎臟代謝造成負擔。

❷ 紅眼病、角膜炎患者：身體有發炎的狀況時不能食用辣椒素，會惡化發炎的症狀。

❸ 孕婦：不是不能吃，但是特別留意不要攝取過量。

❹ 心血管疾病：辣椒會促進心跳、血液循環加速，導致血壓上升。

❺ 甲狀腺亢進患者：攝取過多容易刺激身體，導致心跳快、代謝快、血液循環快，血壓會略高。

❻ 辣椒會促進消化液產生，吃多容易引發慢性膽囊炎、胰臟炎，盡量不要食用辣類食物。

❼ 痔瘡患者。

\ Corn /

挽救視力的金黃聖品

玉米

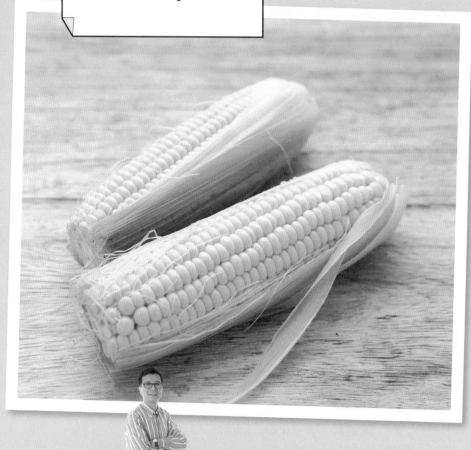

{ 食材特性 }

我們常被路邊一陣陣煮玉米的清甜或烤玉米的香味所吸引,而這個抗氧化之星不但甜美,營養也豐富,不寒不燥的特性,對肝、肺都很好。玉米粒部分是澱粉,玉米胚芽則含有豐富的維生素 E,皆能食用。因此,玉米亦可當主食,能抑制躁動情緒,緩和自律神經,屬於全穀根莖類,並非蔬菜喔!

{ 挑選方法 }

甜度很高的玉米，不只人類愛吃，也深受蟲蟲的青睞，不過，現代農夫也很聰明，為了讓蟲蟲不吃農作物，先餵飽它們，在玉米葉上灑小蟲愛吃的餵食粉，不但對人體無礙，蟲蟲和玉米也可以和平共處！市面上的玉米大概分成紫糯玉米、白玉米以及黃玉米，紫糯玉米種看起來比一般的白玉米種要小一點，而黃玉米還會改良成黃白混色。現在台灣研發的水果玉米因為甜度非常甜，也可以生吃當成水果，甜度可達 16、17 度，比 12~13 度的柳丁還甜，建議糖尿病患者不要吃這種超甜的玉米。在挑選玉米時，有幾個觀察的重點：

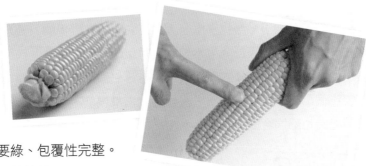

❶ 葉子要綠、包覆性完整。

❷ 切口不能乾燥。

❸ 尖端需長得飽滿、不要跳米缺漏。

❹ 建議可以用手指去推推看玉米，如果會有阻力，就是新鮮很嫩的玉米。

☑ 保存方法

購買回來的新鮮玉米，有兩種保存方法：

❶ 將外皮及鬚去掉，清洗乾淨後擦乾，以保鮮膜包起來放入冰箱冷藏。

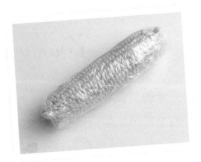

❷ 將玉米塗上鹽，大火蒸熟放涼，放入冰箱冷凍。處理過的玉米不需要解凍，料理時直接放入湯中烹煮即可。

{ 適合的料理方法 }

你還在用手一粒粒的剝玉米嗎？其實生玉米煮熟後，直接以刀背或湯匙將玉米粒推削下來，就能輕鬆料理粒粒分明的玉米囉！如果是購買玉米罐頭則要注意，通常在加工過程中會添加一些鈉，而腎臟病患者對於鈉的排除功能比較困難，再加上玉米本身屬於高鉀食物，所以鉀、鈉都較難排除的腎臟病人不宜吃這類食材。

此外，剝下來的玉米鬚也別急著丟掉，它可是有妙用的。玉米鬚也稱為龍鬚，肥胖通常是因為脾臟不健康，可以喝玉米鬚水幫助代謝。此外，若小便味道濃、泡泡多、有沉澱物、有浮油都可以喝，能獲得改善。起床後半個小時以內喝玉米鬚水最理想，搭飛機前、赴宴吃飽回來後、皮膚粗糙時也都適合飲用玉米鬚水。

{ 網路小迷思：玉米比牛奶補鈣？ }

據說玉米的鈣質含量不輸給牛奶，這是真的嗎？其實，這是個美麗的誤會。新鮮玉米含鈣量其實不高，大約只有 10 毫克，但是如果製成了玉米穀片、玉米餅等等，因為麵糰中含有高鈣，所以才會與乳製品的鈣含量差不多。

{ 「食」在小知識：玉米搭配豆類能夠抗老化 }

玉米屬於澱粉類食物，每人每天食用應佔總熱量 50~60%，而豆類食物通常分成蛋白質豆(黃豆、黑豆)、蔬菜豆(四季豆、豌豆)、澱粉豆(綠豆、紅豆)，蛋白質豆可佔每人每天 10%~20%。玉米和蛋白質豆類若

以 3：1 的黃金比例食用，因為內含有硒及穀胱甘肽，具有抗老化及預防直腸癌的功效。

健康密碼

玉米是眼球的救星

營養專家推薦吃出好視力的五大營養素，其中包含葉黃素和玉米黃素，而玉米就富含這兩種植物化學素。玉米黃素、葉黃素、β-胡蘿蔔素都屬於類胡蘿蔔素，能保護視力，其中 β-胡蘿蔔素食用之後可以代謝成維生素 A，增進視力；玉米黃素，可以防止眼睛退化，尤其視網膜的中心，黃斑部和水晶體的部分，都需要玉米黃素。

|Golden mushroom|

抗肝癌的小尖兵

金針菇

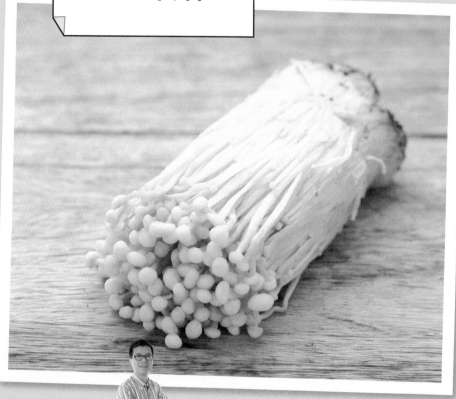

{ 食材特性 }

冬天的火鍋料理常見的食材就是金針菇，小小一把好處卻很多，可以強化免疫系統，對抗發炎、疲勞，據研究發現金針菇抗肝癌的效果特別好。它的纖維質非常高，能夠促進排便，維護腸道健康，對於降高血脂、降膽固醇也有一定的效果。另外還含有許多營養成分，像維生素、蛋白質以及多種礦物質，幫助人體新陳代謝，對身體好處不少。

{ 挑選方法 }

一般消費者在超市購買的金針菇都是小型包裝，如果發現金針菇的尾部出水或變黑，表示已是不新鮮的食材，盡量不要購買。現今金針菇的品種越改良越白，所以並不會有泡漂白水的疑慮，這點則可以放心。

{ 適合的料理方法 }

金針菇生長的環境非常乾淨，料理之前只需要將尾部切除，挑除掉木屑夾雜物，再稍稍沖洗即可。此外，因為金針菇非常營養，也能將它做成「湯塊」，方便每日食用。製作方式為準備一台果汁機，將金針菇稍稍燙過後攪打成汁，分裝到製冰盒冰凍，做成金針菇磚。這樣的金針菇冰磚可直接食用，也可置於溫熱的雞湯內一同烹煮。

{ 網路小迷思：金針菇煮越久越容易消化？ }

這是一個錯誤的觀點。金針菇煮越久，它的蛋白質結構越緊密，人體的腸胃道越不容易消化。因此，吃火鍋時，金針菇通常只要涮 10 秒即可食用；如果採烹炒的方式，起鍋前再加入即可。

{ 「食」在小知識：金針菇能降膽固醇 }

膽固醇過高的人需要多攝取高纖維質的食物，因為纖維質在腸道會留住膽汁，如果沒有高纖維質，排出來的廢物沒有辦法排掉，在腸道會再回吸上去，對身體有害無利。所以，攝取高纖維質的食物對於降低膽固醇是很好的飲食法，而菌菇類裡纖維質最高的當屬金針菇和杏鮑菇。

健康
密碼

癌細胞的剋星

國外的研究機構證實，金針菇具有抗癌的功能，主要是
因為它含有一種特殊物質稱為 FIP 蛋白質，可以激發我
們體內的殺手細胞去吃掉癌細胞，所以具有抗癌功效。
當然食療只是輔助的方式，如果真的罹癌，還是要聽從
醫師指示治療。

FIP 蛋白質生吃或煮熟，都不會流失，而且若有便秘現象
的人，生吃金針菇還可以促進排便，改善便秘的困擾。
但是，如果腸胃道不好、經常有瀉肚子症狀的患者，最
好將金針菇煮熟後再食用。

\ Help /

海洋中的生命之源

海帶

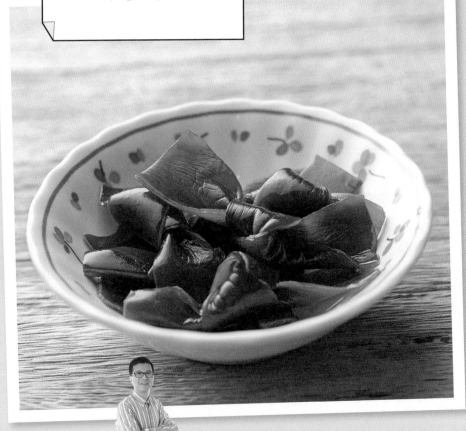

{ 食材特性 }

海藻泛指海裡面的植物，例如石花菜、紅藻、藍藻、綠藻、海葡萄等等，是魚蝦等生物的主食，因此可說是「海洋的生命之源」。海帶也是海藻之一，不同於陸地上的植物，具有高量的蛋白質、礦物質、纖維質，幾乎涵蓋了所有營養價值。另外，含有豐富的碘，可使頭髮烏黑亮麗；富含豐富的膠質及膳食纖維，有助排除膽固醇；鈣質成分能強化骨骼和牙齒，發育中的幼童與青少年適宜多吃。

一般市場販售的是泡發過的海帶,而黑心海帶添加了工業級的硫酸氫銨來泡發,吃了會傷智力又致癌,輕微一點也會傷肝傷腎。因此挑選上有幾個原則:

❶ **顏色**:天然泡發的海帶為墨褐色;黑心海帶外表看起來比較綠,燈光下比較透明。

❷ **黏稠度**:一般買的海帶不管有沒有用鹼水泡發過,摸起來都有黏稠感,但天然泡發的海帶,黏度摸起來比較黏稠像膠水。

❸ **厚度**:天然泡發的海帶外表薄,但有韌性;添加膨鬆劑後,海帶結構發生改變,看起來較厚而易脆,很容易被撕開。

基本上泡發的這個過程就已經算是加工了,所以若是擔心買到添加化學劑的毒海帶,可儘量選購乾燥的海帶,回家再自己以水泡發相對安全。

☑ 保存方法

將泡發好的海帶分量收納進夾鏈袋,放置於冰箱冷凍庫,烹煮時取出一次用量即可。

{ 適合的料理方法 }

海帶上的白色點狀物是甘白露,對海帶而言非常重要,買乾海帶回來清洗時,不需要把這些甘白露一起洗掉,洗掉反而會把它的營養成分給破壞了。建議買回來的乾海帶可以自己泡發,提供大家健康又安全的泡軟方法:

❶ 加鹽或加醋泡發,約煮 10 分鐘。

❷ 加小蘇打粉泡發,約煮 3 分鐘。

❸ 加菠菜泡發,約煮 7 分鐘。

{「食」在小知識：**海藻類是抗輻射第一名的天然食材**}

吃海帶可以抗電磁輻射和游離輻射，游離輻射是屬於核電廠釋放出來的輻射，這種游離非常嚴重，會致癌，破壞身體中多種器官。游離輻射有所謂的輻射源，其中一個常見的核種就是碘，但若先吃了海帶中不含核射源的的天然碘，就能排掉輻射源的核種碘。

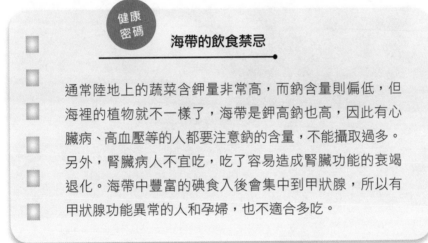

健康 密碼　海帶的飲食禁忌

通常陸地上的蔬菜含鉀量非常高，而鈉含量則偏低，但海裡的植物就不一樣了，海帶是鉀高鈉也高，因此有心臟病、高血壓等的人都要注意鈉的含量，不能攝取過多。另外，腎臟病人不宜吃，吃了容易造成腎臟功能的衰竭退化。海帶中豐富的碘食入後會集中到甲狀腺，所以有甲狀腺功能異常的人和孕婦，也不適合多吃。

\Mushroom /

掃除癌細胞
香菇

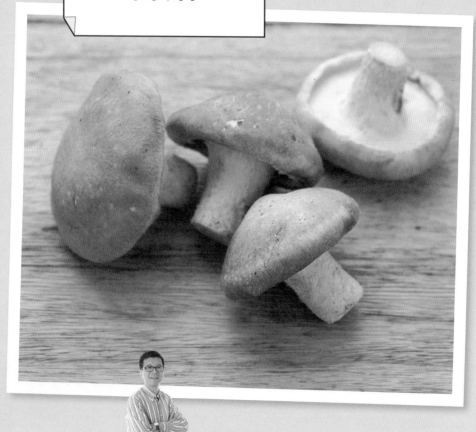

{ 食材特性 }

一朵朵飽滿的香菇，散發濃郁的香氣，屬於低熱量、高蛋白質、高纖維質的優良食材，而且還有天然植物中少有的維生素 D，對於提升免疫力有很大的幫助。此外，香菇含有豐富的多醣體，可以調節免疫系統，以及增加巨噬細胞、T 細胞的活性，將身體裡的一些癌細胞掃除。

{ 挑選方法 }

單單只用肉眼判斷是否為黑心菇有困難度，那麼究竟要如何挑選品質好的菇呢？

乾香菇

1. 氣味：將乾香菇放在手心裡摀住來聞，看看是否有天然的香菇味？如果是摻了防腐劑的黑心菇，聞起來會有種發霉刺鼻的味道。

2. 濕度：台灣菇乾燥的技術好，可以折成兩半；進口的香菇因為運送過程的考量無法烘全乾，怕碎掉，所以容易發霉，用手壓感覺較軟，無法折成兩半。

3. 外形：外形完整、立體，菌傘有光澤；進口香菇因為乾燥的不完全，所以外形被壓得較扁，菌傘會凹凸不平。

4. 保存：台灣菇置於室溫下二、三個月就會軟掉；如果是黑心菇放於室溫下二年都不會壞。

生鮮香菇

1. 香菇菌蓋外表有白點、虎斑狀、有絨毛表示是新鮮的香菇。

2. 香菇成熟度從菌褶處觀察，挑七～八分盛開的最好，香氣足夠，口感比較美味。

3. 生鮮香菇的菌褶顏色應為米白或米黃色，若是呈現暗黑、偏咖啡色表示不新鮮。

☑ 保存方法

將新鮮香菇曬太陽後，用白報紙包覆，裝入塑膠袋再冷藏。一般常溫可保存 2 ～ 3 天，置於冷藏可保存 7 ～ 10 天。

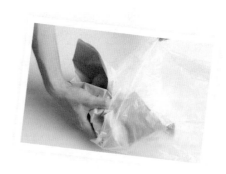

{ 適合的料理方法 }

時常在餐桌上出現的香菇，不論炒菜還是熬湯，都可以聞到濃郁的菇味，這股特別的香氣，來自香菇裡一個成分稱為核苷酸，是香菇鮮味的來源。因此，新鮮香菇剛入鍋時不要一直拌炒，否則容易出水，導致香菇的香氣消失不見。

{ 「食」在小知識：乾香菇和新鮮香菇，哪一種營養價值高？ }

通常乾的香菇比生鮮的香菇貴，是因為營養價值較高嗎？其實並非如此，不論乾燥或新鮮的香菇，營養價值都差不多，但是因為生鮮香菇含水量比較高，所以每一百克的重量來説，自然就比乾香菇便宜了。

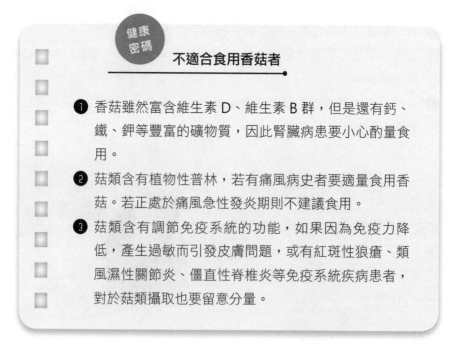

健康密碼

不適合食用香菇者

❶ 香菇雖然富含維生素 D、維生素 B 群，但是還有鈣、鐵、鉀等豐富的礦物質，因此腎臟病患要小心酌量食用。

❷ 菇類含有植物性普林，若有痛風病史者要適量食用香菇。若正處於痛風急性發炎期則不建議食用。

❸ 菇類含有調節免疫系統的功能，如果因為免疫力降低，產生過敏而引發皮膚問題，或有紅斑性狼瘡、類風濕性關節炎、僵直性脊椎炎等免疫系統疾病患者，對於菇類攝取也要留意分量。

Part.2
水果

\ Apple /

水果界的百搭女王

蘋果

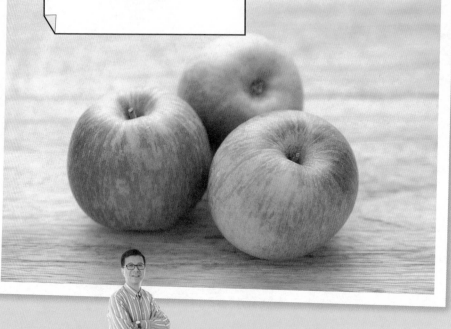

{ 食材特性 }

蘋果是全方位的健康水果，英文有句俚語：「一天一顆蘋果，醫生遠離我」，因為蘋果營養素均衡，對人體有很多好處：

1. 蘋果的熱量低，纖維質高，可以增加飽足感，減少卡路里的攝取。

2. 蘋果含有豐富纖維質，可以在腸道抑制膽酸、膽鹼的再吸收，降低膽固醇，戰勝血脂。

3. 蘋果口感雖然微甜，但不會使血糖升高太多，可以調控血糖。

4. 蘋果有非常多的植化素，可以保護心臟血管。

5. 選擇沒有打蠟的蘋果帶皮吃可以治便秘，蘋果刨皮吃果肉則可以止腹瀉。

6. 蘋果含有豐富的果膠，而且是水溶性纖維，對身體健康很有幫助。

96

{ 挑選方法 }

建議大家在挑選時支持台灣的農產品，儘量購買台灣產的蘋果，因為本土的蘋果大多不打蠟，一摘下立即新鮮售出，而且可以帶皮整顆吃，營養滿分更健康。

{ 適合的料理方法 }

蘋果皮除蠟的方法，準備 40 度的溫水，將蘋果置於溫水中用指腹輕輕搓揉外皮除蠟，或是使用少許小蘇打粉來搓洗蘋果皮除蠟。

{ 「食」在小知識：什麼時間吃蘋果最好？ }

蘋果是溫性食材，全天任何時段皆可享用。那麼是在飯前吃好，還是飯後吃好？蘋果富含高纖維，如果在飯前吃會有飽足感，抑制食量食慾；又因為有許多果酸及消化酵素，若在飯後吃，亦可幫助消化。因此，不管什麼時候吃蘋果，都是有利無害。

蘋果基底蔬果汁

蘋果是百搭女王，如果要打蔬果汁，可以蘋果為基底，運用各種蔬菜水果調味。下列就提供大家幾種健康又營養的蔬果汁：

❶ 亮眼蘋果汁：蘋果＋胡蘿蔔＋葡萄＋櫻桃＋藍莓。能夠幫助人體吸收胡蘿蔔素，轉化成眼睛所需要的養分，其中豐富的蛋白質也是養成美麗雙眸的重要關鍵。

❷ 蘋果美膚蜜：胡蘿蔔＋蘋果＋蜂蜜。蘋果含蘋果多酚可幫助美顏抗氧化，高纖維質，營養素也非常均衡，包括有非常多的鉀、鈣、鎂、鋅等豐富礦物質。適合兒童、視力較差、慢性疾病患者、中老年男性、女性等飲用。可增強抵抗力、改善皮膚粗糙、預防眼疾，強壯骨骼、保護牙齒。

❸ 美白蘋果飲：西柚＋鳳梨＋蘋果＋檸檬＋蜂蜜。曬後攝取高維生素Ｃ的水果對皮膚是有幫助的，所以適宜曬後皮膚保養。

❹ 養氣蘋果汁：奇異果＋胡蘿蔔＋蘋果＋蜂蜜＋檸檬。選用有水溶性纖維、豐富果膠的水果，可供給腦部及神經活力。預防貧血、眼疾、氣喘、糖尿病。淨化血液、美化肌膚、幫助毛髮發育。

❺ 除皺蘋果飲：奇異果＋蘋果＋薄荷葉。可以調養肌膚、滋潤美白、減少皺紋產生。

❻ 蘋果修護蜜：芹菜＋萵苣＋鳳梨＋蘋果＋檸檬＋蜂蜜。適合女性、男性、精力不振、熬夜、日曬、皮膚粗糙的人，具有良好的美膚效果。

\Lemon/

姊妹們的最愛
檸檬

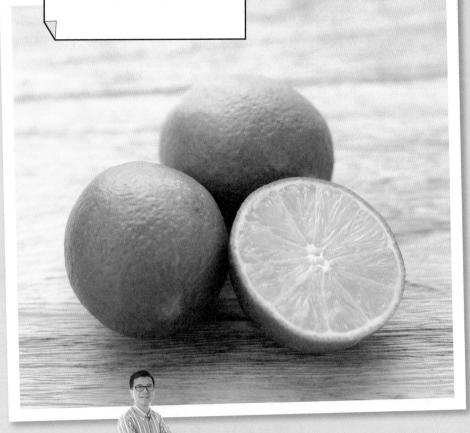

{ 食材特性 }

檸檬是一種神奇的植物，東方有「母子果」之稱，表示吃了大人、小孩都健康；西方則有「西餐之王」的名號，因為經常被用來入菜。這麼好的植物，可以促進鈣質吸收，消除疲勞，生津健脾，還能提升免疫力。此外，檸檬含有多酚的成分，可以減緩靜脈栓塞，而維生素 C 的成分，則能促進傷口的癒合。

{ 挑選方法 }

很多人在購買時，容易將「萊姆」與「檸檬」搞混了！誤以為黃皮的叫「萊姆」，綠皮的是「檸檬」，其實不論是「萊姆」或「檸檬」都有黃色與綠色，年輕時是綠色，老了則變成黃色。它們真正的區別在於「萊姆」無籽，果肉偏綠，果香較重，而皮非常薄；「檸檬」有籽，果肉偏黃，維生素 C 比較多，但是皮會厚很多，所以兩者的口感、吃法有些不同。那麼，檸檬要怎麼挑選才會新鮮又多汁呢？

❶ 檸檬表皮的檸檬油放久了就會慢慢消失，因此在挑選時要注意外觀是否油油亮亮。

❷ 好的檸檬具有彈性，如果像木頭一樣硬梆梆的檸檬，表示水分不足，再費力也很難擠出汁來。

☑ 保存方法

不用放入冰箱，室溫保存即可，免得檸檬吸收水氣而腐壞。此外，維生素 C 在高溫下與空氣中會散失，所以如果將檸檬擠成汁之後，要盡快食用，雖然放置在冰箱中維生素 C 會消失得比較慢，但還是現打現喝最營養。

{ 適合的料理方法 }

檸檬皮所含維生素比檸檬汁更多，還有豐富的類黃酮及多酚，是抗氧化的聖品，所以如果要榨成果汁，建議留 1/5 或 1/4 的皮一起食用，促進健康，又能避免過多的苦澀感。而籽的部分要挑除，不然喝起來會有苦苦的味道。此外，想要輕鬆多擠出點檸檬汁，有兩個小妙招，大家不妨試試看唷！

❶ 可以先將檸檬放在桌上滾一滾，切開後再用叉子搓進去扭轉，檸檬汁就會擠出很多。

❷ 放在熱水中泡半小時，也會好擠一點。

🔍⁺ { 網路小迷思：美白檸檬水一定要晚上喝？ }

美白的保養品，一般在晚上擦抹，避免照射到陽光，導致皮膚反黑。那麼，據說有美白功效的檸檬水，就不可以白天喝了嗎？其實，喝檸檬水沒有時間上的限制，大家別被這樣的網路謠言誤導囉！

{ 「食」在小知識：早上空腹可以喝檸檬水嗎？ }

檸檬是好食材，會刺激胃酸和唾液分泌，飯後吃可以幫助消化。不過，空腹吃檸檬太傷胃，最好是飯後吃，如果是腸胃不好的人，也不建議一大早就喝檸檬水。

改善體質的鹼性水

檸檬汁有鹼化體質的作用，可以用 60 度的熱水沖泡檸檬帶出類黃酮素，但是不建議超過 60 度，否則維生素 C 就會被破壞消失。當然，把檸檬連皮打成汁或是用擠的，也可以喝到類黃酮素。每天將兩三片檸檬加水做成「鹼性水」，當成日常飲用水，可以促進健康又養顏美容喔！

\ Papaya /

金黃色的榮耀聖品

木瓜

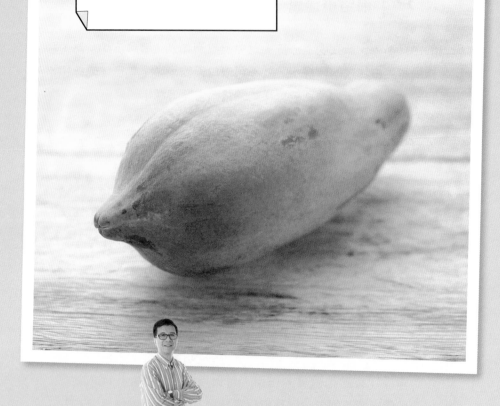

{ 食材特性 }

木瓜是美國國家科學院評定為最具營養價值的十種水果之一，可助消化、治胃病、防便秘、美容護膚。木瓜的 β-胡蘿蔔素是強力的抗氧化劑，還能維護視力。此外，木瓜的維生素 A、維生素 C 含量很高，100 公克的木瓜（約 1/4 顆），就足夠人體每天所需的維生素 C 的 1/2 及維生素 A 的 1/3， 所以一天吃 1/4 顆木瓜就很足夠，若是便秘或肉食吃太多的時候，則可以吃半顆木瓜補充維生素。

{ 挑選方法 }

可口又美容養顏的木瓜，不管當成水果直接吃還是入菜，都是很好的選擇。如果想要挑到好吃的木瓜，只要把握下列挑選的秘訣：

❶ 青木瓜：品質好的青木瓜皮表光滑、色澤亮綠，蒂頭部分若有一些汁液，表示摘下來不久， 拿在手中的重量要沉，表示裡面組織紮實為佳。

❷ 熟木瓜：買回後立即食用的話，就選瓜身黃透的，如果表皮帶有一些黃色一些綠色的木瓜，則可以放置幾天再吃。挑選成熟木瓜時，要選木瓜皮上多斑多點的比較甜；假如手感較沉的木瓜，一般還未完全成熟，口感會略苦 。

另外，購買木瓜時，可別用力按壓或拍打，否則木瓜很容易會有受傷的痕跡喔！

☑ 保存方法

買回來的木瓜若還沒熟成，先將外表擦乾淨，用報紙包好後放入米缸中，讓木瓜阻絕外面的空氣，悶著產生一點發酵的效果。也可以利用廚房紙巾包裹，放入塑膠袋後密封，等塑膠袋中開始出現水氣，表示已經催熟成功。

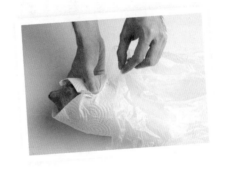

{ 適合的料理方法 }

以水果入菜，讓料理變得更清爽無負擔，現在受到很多人的青睞，木瓜正是其中一種滿足味蕾的好食材。熟木瓜適合當水果來吃，青木瓜則能涼拌、燉湯，不論搭配雞腿、排骨，或是豬腳燉湯都很對味，而利用青木瓜的酵素將豬腳的膠質逼出來，就成了一道非常適合豐胸的美味湯品。

🔍 { 網路小迷思：**涼拌青木瓜絲可以豐胸？** }

木瓜酵素能幫助蛋白質的消化吸收，而青木瓜的含量最多，因此在發育期食用青木瓜燉肉確實具有豐胸的效果，幫助吸收油脂和蛋白質，只要沒有胃病的話困擾，空腹吃也沒問題。不過，青木瓜偏涼性，涼拌菜又更涼，若是本身體質虛寒、腸胃系統又弱的女生，吃了可能容易腹瀉，反而會瘦到胸部脂肪。

{ 「**食**」在小知識：**胃潰瘍的人吃木瓜對腸胃道有幫助？** }

木瓜含有豐富的膳食纖維，能增加腸道糞便的體積，空腹時吃木瓜，有助潤腸通便。不過，若是胃黏膜有受傷、破損時，就不宜空腹吃木瓜，吃下去的話，木瓜酵素會再度侵蝕受傷處，容易胃痛。因此如果有胃潰瘍的人，建議要先吃點東西，再吃木瓜。

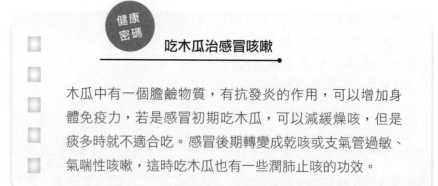

健康密碼

吃木瓜治感冒咳嗽

木瓜中有一個膽鹼物質，有抗發炎的作用，可以增加身體免疫力，若是感冒初期吃木瓜，可以減緩燥咳，但是痰多時就不適合吃。感冒後期轉變成乾咳或支氣管過敏、氣喘性咳嗽，這時吃木瓜也有一些潤肺止咳的功效。

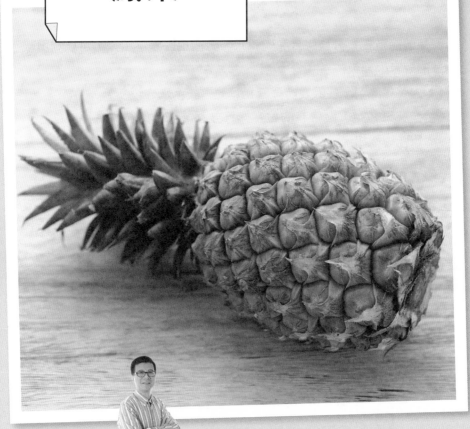

\ Pineapple /

黃金王子

鳳梨

{ 食材特性 }

鳳梨可以當水果也能當食材，含有豐富的纖維質、維生素C，能抗發炎、助消化，改善便秘，生吃、熟食各有風味。而鳳梨還含有綠原酸及阿魏酸，是很特別的化學物質，不只對於肝臟有幫助，對抗癌症也有一定的功效。此外，鳳梨含有蛋白質消化酵素，在飯後食用，可使吸收率提高，還能幫助消化，不過對於分解澱粉的功效並不大。

{ 挑選方法 }

鳳梨的品種主要分鼓聲果和肉聲果,外觀也許看不出來,可以利用敲擊的聲音來判斷。

❶ 肉聲果鳳梨,在敲擊時聲音扎實的,表示水分較多。

❷ 鼓聲果鳳梨,敲擊時的聲音像打鼓聲,表示鳳梨肉質比較細緻,口味比較甜。

❸ 如果買回來後想要立即食用,建議選擇鳳梨表皮偏黃的,代表已經熟透。

{ 適合的料理方法 }

「鳳梨頭、西瓜尾」這句話指的是水果吸收養分的地方,所以吃起來比較甜,不過,鳳梨頭指的可不是有葉子的部位,而是平坦的一端,因此我們在處理鳳梨時,不要切除太多頭部。此外,鳳梨皮表的果肉可刮除下來醃肉、醃排骨,因為鳳梨酵素可以軟化肉質,速度比木瓜酵素快,相對地,因為軟化肉質的速度很快,所以不能醃太久。

{ 網路小迷思:吃鳳梨會導致小孩性早熟? }

台灣是鳳梨王國,早期為了大量輸出鳳梨罐頭,會灑放植物的生長調節劑,讓鳳梨生長大小適中,以利機器切割作業,而這類人工的物質都是經過檢驗安全的助長劑。此外,鳳梨的植物生長激素結構和人類所需的生長激素結構並不同,所以對小孩發育並不會有影響,家長不用太擔心。

{ 「食」在小知識：為什麼吃鳳梨要沾鹽呢？ }

吃鳳梨時會有舌頭破皮的感覺，這個現象和鳳梨酵素以及生物鹼的含量有很大的關係，因為鳳梨酵素本身可以分解蛋白質，對我們的口腔黏膜和嘴唇的表皮有刺激作用，產生好像破皮的感覺。不過，鳳梨的生物鹼遇到鹽，就會降低刺激性，因此可以抹點鹽巴再吃唷！

健康密碼

高血壓可以多吃鳳梨

酸酸甜甜的鳳梨，可生吃也可熟食，而且鉀含量很高，每 100 公克就有 162 毫克的鉀，當鉀進入身體後，血壓會比較平穩，可以降低血壓，適合高血壓的人吃。雖然適合高血壓的人吃，但是血糖高的患者在攝取時就必須限制分量，因為，鳳梨屬高糖份水果，容易引起血糖的波動。

\Tomato/

美白抗癌好食材
番茄

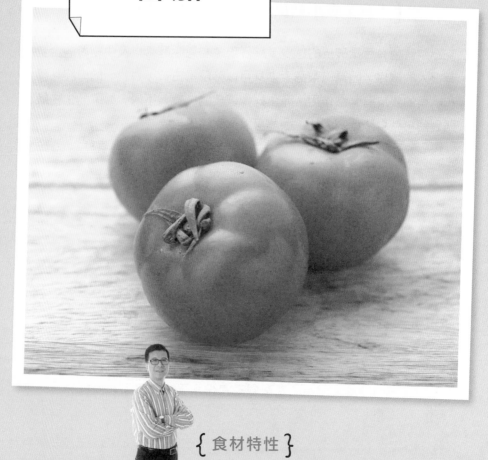

{ 食材特性 }

超級食物番茄到底屬於蔬菜還是水果呢？其實不管它以哪種方式食用，
營養價值都非常高，而且卡路里還很低呢！番茄的品種很多，我們常見
的番茄有大有小，營養價值也不太一樣，一般說來，小番茄的維生素A、
維生素 C、纖維質都多於大番茄。

{ 挑選方法 }

挑選番茄時，外表色澤要鮮明，紅的要越紅越好，黃的要越黃越好。果形要豐圓，才是品質比較好的番茄。

☑ 保存方法

購買回來的番茄，如果熟成度不足，可以先放在常溫下待熟，味道會變得更濃郁；如果熟成度足夠的番茄，可以放入冰箱冷藏，停止變熟，延長保存期限。

{ 適合的料理方法 }

番茄到底生吃好還是煮熟吃好呢？生食可以獲得比較多的維生素 C；熟食則容易攝取到茄紅素，所以最好交錯著吃，因此除了當水果吃，也可以入菜當食材。不過，番茄的茄紅素是被包在又硬又厚的細胞壁裡面，因此需要經過果汁機攪拌，或是高溫才能將茄紅素釋放出來，而且茄紅素是脂溶性，需靠油脂才能幫助吸收，建議番茄汁裡可以加入少許橄欖油，釋放茄紅素，促進人體吸收。此外，料理時想要去除番茄的皮，讓口感更好，可以在番茄底部劃上十字，放進滾水裡，等番茄皮開就可移到冷水鍋裡去皮。

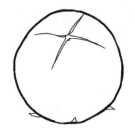

（蕃茄底部劃十字，放入滾水去皮。）

⊕ { 網路小迷思：你吃的是番茄醬？還是吃鹽加糖？ }

依照營養學的標示，一般都會以 100 公克為基準，但是番茄醬包的成分裡，鹽巴的標示都以 10 公克為基準，這是為什麼呢？因為如果寫成

10 公克含 100 毫克的話，100 公克就是 1000 多毫克了，按照英國國家的標準來講，每 100 公克的食物只要超過 600 毫克就叫做高鹽食物。

另外，一小包番茄醬大約是 20 大卡的熱量，裡面的糖份就佔了將近 16 大卡，裡面 80% 熱量都是來自糖份，屬於高糖的調味料。而且還加了黏稠劑，看起來很像番茄很多的感覺，其實吃進肚子的大多是含有各種添加物的調味醬居多。真正好的番茄醬是不需要加黏稠劑，看起來就非常的黏稠，而且還可以看得到番茄籽。

{ 「食」在小知識：番茄顏色有學問 }

番茄的顏色不同，營養成分也不太一樣喔！建議大家均衡飲食，才能吃到多樣化的營養成分。

❶ 紅色番茄的茄紅素很高。

❷ 黃色番茄的維生素 C 比一般紅色番茄高三倍。

❸ 綠色番茄的葉酸成分較高。

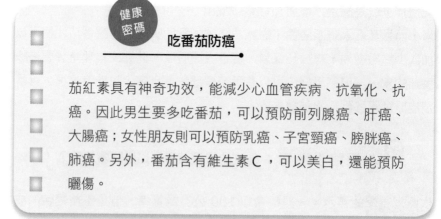

健康密碼

吃番茄防癌

茄紅素具有神奇功效，能減少心血管疾病、抗氧化、抗癌。因此男生要多吃番茄，可以預防前列腺癌、肝癌、大腸癌；女性朋友則可以預防乳癌、子宮頸癌、膀胱癌、肺癌。另外，番茄含有維生素 C，可以美白，還能預防曬傷。

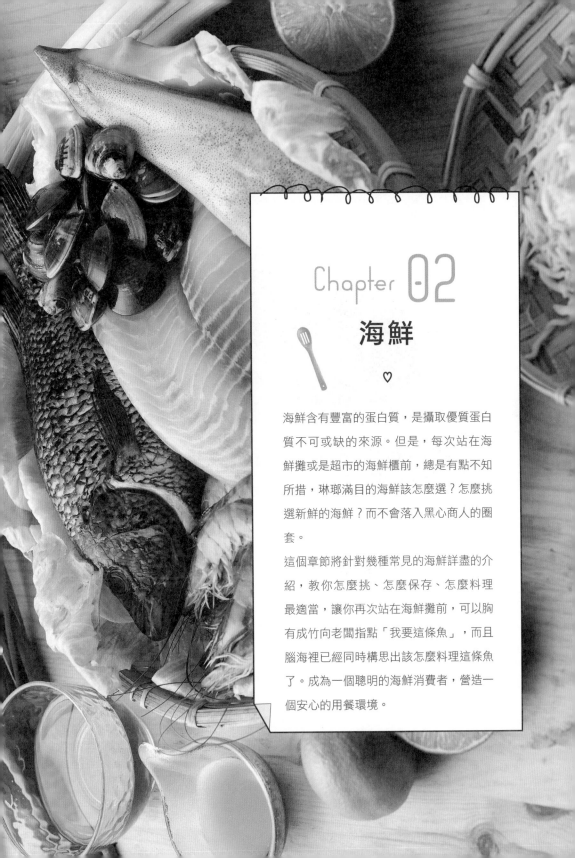

Chapter 02

海鮮

海鮮含有豐富的蛋白質，是攝取優質蛋白質不可或缺的來源。但是，每次站在海鮮攤或是超市的海鮮櫃前，總是有點不知所措，琳瑯滿目的海鮮該怎麼選？怎麼挑選新鮮的海鮮？而不會落入黑心商人的圈套。

這個章節將針對幾種常見的海鮮詳盡的介紹，教你怎麼挑、怎麼保存、怎麼料理最適當，讓你再次站在海鮮攤前，可以胸有成竹向老闆指點「我要這條魚」，而且腦海裡已經同時構思出該怎麼料理這條魚了。成為一個聰明的海鮮消費者，營造一個安心的用餐環境。

\ Fish /

優質蛋白質的主要來源

魚

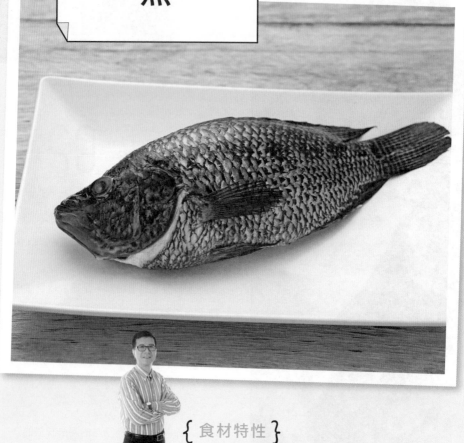

{ 食材特性 }

老一輩的人常對小孩子說：「多吃點魚才會變聰明！」由此可見，吃魚已經是眾所皆知的健康之道，魚肉的熱量通常比肉類還低，含有豐富的EPA、DHA、不飽和脂肪酸等等營養價值。此外，它還含有豐富的蛋白質，是優質蛋白質的來源，世界衛生組織也曾經提出一個觀點，認為每個人每週至少要吃三次魚，能夠提供身體所需的營養成分。

{ 挑選方法 }

黑心商人為了讓魚的賣相好，延長可以販賣的時間，所以會使用福馬林、二氧化硫、吊白塊等等化學藥品提升賣相，有些為了漂白，還會增添螢光增白劑，這些人工的化學物質，吃進人體會引發氣喘、腸胃炎或腹瀉等症狀。因此，如何挑選新鮮的魚才能吃得健康呢？有下列幾個重點：

1. 壓按魚身是否有彈性，太軟或太硬都不行。
2. 摸魚身是否有黏膜，最好看起來是亮亮的、有光澤度，有黏膜的魚為佳。
3. 翻查魚鱗有無破損剝落，當魚鱗剝落表示這條魚是隔夜的魚，不要買。
4. 聞一聞魚腮有沒有藥水味。從魚腮處探進魚肚，若有臭味表示這條魚不新鮮。
5. 觀察魚販是否有將魚身偷偷過水的狀況，如果看到魚販一直把魚放到桌子底下泡水，然後再擺到攤子上，就要小心是否水中有偷摻了一些添加物。
6. 切片魚會自然地滲水，才是天然新鮮的好魚。

☑ 保存方法

一般來說，魚類只能解凍一次，如果二次解凍，魚會變得不新鮮。因此，買回來的魚建議先將每一次的用量分別整理好，再將魚用兩層餐巾紙包覆後，最後用塑膠袋包裝好，放進冷凍庫保存，可以解緩冰害，保持魚的新鮮度。

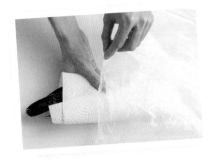

{ 適合的料理方法 }

魚的料理方式很多元，蒸煮炒炸都能做出美味的魚料理，下面有些小秘訣可供大家參考：

❶ 蒸魚絕招：先將水煮開，蒸之前不要撒鹽巴，因為鹽巴會使魚肉收縮，肉質變老。

❷ 煎魚絕招：切記煎魚之前不可以加水，否則會影響魚的香氣。檢查魚有沒有熟透，可利用筷子刺入魚身，當筷子可以輕易碰到中間骨頭，表示已經熟了。

此外，如果想要吃口感軟嫩的魚肉，不妨選擇魚腹肉，舉例來說，購買鮭魚時，建議買前端油脂豐富的魚腹肉，口感比較滑嫩順口。

{ 網路小迷思：吃深海魚比較健康？ }

超過 200 公尺以上的深度就稱作「深海」，在這個海洋深度生存的魚，就稱為深海魚。深海魚富含的營養價值是淡水魚相對欠缺的，因此，有一派說法，認為要多吃深海魚有助身體健康。其實，深海魚的重金屬或環境荷爾蒙的含量比較高，尤其越大型的魚，因為食物鏈的關係，魚越大汞含量越多。所以為了安全起見，每週必須有安全的食用量，當它安全份數變大的時候，表示汞的含量是低的，但安全份數變小的時候，汞的含量是高的。也就是說，並非一味吃深海魚就是健康的選擇，還是要根據下表的安全份數，適量食用。

深海魚每週的安全食用量	魚種	汞含量（ppm）	50kg 體重成人每週食用上限
	馬頭魚	1~1.5	半個掌心
	鯊魚、鮪魚、旗魚	≦1	1 個掌心
	白帶魚、鱈魚	≦0.2	5 個掌心
	秋刀魚、白鯧魚、青衣、鮭魚、鯖魚、沙丁魚、四破魚、	≦0.1	10 個掌心

每週都要吃魚，種類要不斷變化，可以多選擇秋刀魚、白鯧魚、青衣、鮭魚、鯖魚、沙丁魚等汞含量相對少的魚種。

{ 「食」在小知識：Omega 3 含量的平價魚排行榜 }

大魚的魚肉很營養，但有些魚可不是每個人都能天天吃，因此建議大家可以多吃 Omega 3 含量比較高的三種魚：

❶ 秋刀魚

❷ 竹筴魚

❸ 鯖魚

這三種小型的魚類，比較沒有重金屬的疑慮，而且又很平價喔！

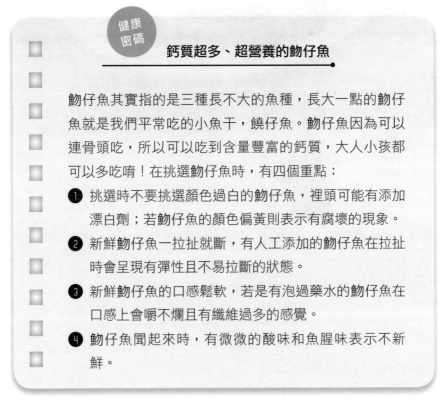

健康
密碼
鈣質超多、超營養的魩仔魚

魩仔魚其實指的是三種長不大的魚種，長大一點的魩仔魚就是我們平常吃的小魚干，饒仔魚。魩仔魚因為可以連骨頭吃，所以可以吃到含量豐富的鈣質，大人小孩都可以多吃唷！在挑選魩仔魚時，有四個重點：

❶ 挑選時不要挑選顏色過白的魩仔魚，裡頭可能有添加漂白劑；若魩仔魚的顏色偏黃則表示有腐壞的現象。

❷ 新鮮魩仔魚一拉扯就斷，有人工添加的魩仔魚在拉扯時會呈現有彈性且不易拉斷的狀態。

❸ 新鮮魩仔魚的口感鬆軟，若是有泡過藥水的魩仔魚在口感上會嚼不爛且有纖維過多的感覺。

❹ 魩仔魚聞起來時，有微微的酸味和魚腥味表示不新鮮。

\Shrimp/

紅色天使

蝦子

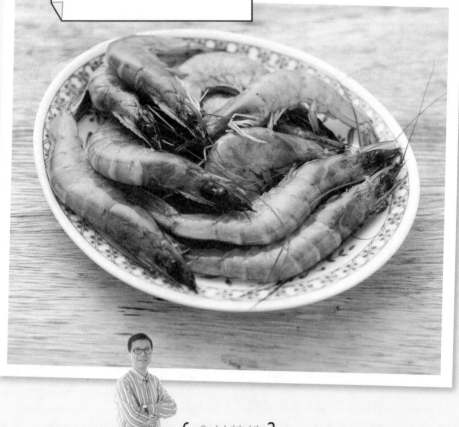

{ 食材特性 }

甘甜鮮美的蝦子讓人垂涎欲滴，它的營養價值也很高，含有低脂肪、低卡路里的高品質蛋白質，以及大量的微量元素、胺基酸，此外，還含有荷爾蒙，可補腎氣，但是，痛風患者攝取不宜過量。

{ 挑選方法 }

來自大海的蝦子會有一種天然的脆口感，黑心商人為了讓淡水的蝦子保有 Q 彈的口感，加入硼砂使蝦子膨脹起來，讓重量變重，賣比較高的價錢。有些不新鮮的蝦甚至加了磷酸鹽，或泡過吊白塊（甲醛）、福馬林、氯水保鮮劑等等，以美化色澤，這類的蝦子聞起來會有化學藥劑的味道，吃多會造成肝、腎臟的負荷，影響身體健康。

此外，大家都喜歡買新鮮活跳跳的蝦子，因此，為了保持蝦子的活力，不肖商人常會在運送蝦子的過程中，添加致癌物硝基呋喃作為抗生素殺菌劑，它的化學結構與戴奧辛相近，吃了會增加孕婦產下畸形兒的機率。因此，購買蝦子還是選冷凍蝦為佳，因為保鮮度最好。

☑ 保存方法

蝦子買回來，該冷藏還是冷凍呢？如果當天沒有馬上要吃，建議可以放入冷凍庫保存。此外，也可以先剝好蝦殼再保存，簡易的剝蝦法如下：

❶ 蝦身彎的地方對準自己，從第一節跟第二節有腳的地方剝開。

❷ 再換第三節第四節的地方剝開。

❸ 最後拿住尾巴，將蝦殼從第一節處順著剝起來到尾巴處扯開蝦殼。嫌剝蝦子麻煩，而不喜愛吃蝦子的話，也可以試試這個方法，輕鬆又方便喔！

{ 適合的料理方法 }

美味的蝦子不僅是烤肉時必備的食材，也是許多人吃火鍋時的最愛，但是，在烹煮時，如果鍋邊產生一圈紅色懸浮泡沫物質，表示蝦子泡過化學蝦紅素，需要特別小心。另外，在 Buffet 自助餐吃到飽的餐廳，蝦子也是很搶手的食物，建議蝦子煮熟後放置半小時，如果蝦頭、泳足及

尾部會變黑，表示沒有放保鮮劑，可以安心食用。

🔍 { 網路小迷思： **吃蝦會過敏！** }

有些人吃蝦子就會全身過敏、起疹子，其實，根據醫學研究發現，會過敏的患者並不是對蝦子過敏，而是因為蝦子裡面所添加的藥劑而產生的過敏，所以只要挑選安全無毒的蝦子，還是可以安心的吃。

{ 「食」在小知識： **濃縮精華的蝦米** }

蝦米是炒菜的良伴，在選購時，除了要觀察蝦米色澤，還要聞聞看，新鮮的蝦米會有蝦的的香氣。另外，可以試著剝開蝦米，若容易剝開表示含水度很高，乾燥度不夠，容易腐壞，盡量不要購買。

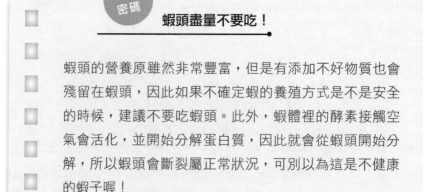

健康密碼

蝦頭盡量不要吃！

蝦頭的營養原雖然非常豐富，但是有添加不好物質也會殘留在蝦頭，因此如果不確定蝦的養殖方式是不是安全的時候，建議不要吃蝦頭。此外，蝦體裡的酵素接觸空氣會活化，並開始分解蛋白質，因此就會從蝦頭開始分解，所以蝦頭會斷裂屬正常狀況，可別以為這是不健康的蝦子喔！

|Neritic squid|

低卡低脂海鮮

透抽

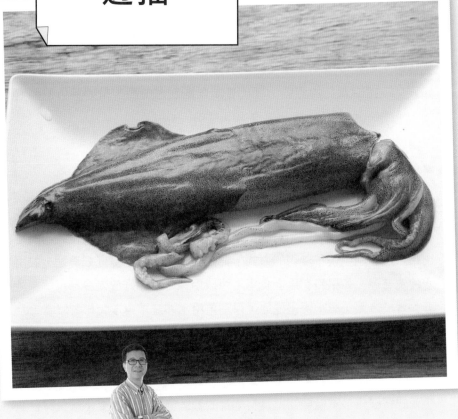

{ 食材特性 }

夜市裡鮮甜的花枝羹、餐廳裡的招牌小卷米粉、路邊香噴噴的烤魷魚……許多人吃在嘴裡，卻分不清牠們究竟有什麼不同？以下就讓我們好好來瞭解這些頭足類動物的真面目吧！魷魚、花枝（又稱烏賊）、透抽（又稱中卷）、小卷、軟絲、章魚，是十分相似的海洋六兄弟，牠們都有十隻觸手，只有章魚是八隻觸手，而以身形來說，最大的是魷魚，最小的當然就是小卷。牠們擁有豐富蛋白質、礦物質及不飽和脂肪酸ＥＰＡ及ＤＨＡ，是低熱量及低脂肪的食材，不過，因為不好咬爛，所以腸胃不好的人，可別吃太多囉！

{ 挑選方法 }

海鮮可分為急速冷凍與現流海鮮，主要的差異就在於漁船捕獲後的保存方式，如果是在魚販購買現流海鮮時，要注意表皮的光澤度是否光亮透明？如果皮膚呈現混濁黯淡的顏色，那麼就表示比較不新鮮了；如果呈現透明水亮的感覺，就代表新鮮指數還很高，是好品質的海鮮喔！

{ 保存方法 }

買回來的海鮮要立即清理內臟，進行冷藏，比較不易造成腐敗。處理花枝、透抽等頭足類海鮮，可以用手指頭先往內推，然後再慢慢將內臟拉出來，接著利用筷子旋轉的方式，把依附在壁上的內臟仔細清理，並用水沖洗乾淨。如果沒有馬上食用，可以用保鮮膜包好放入冷凍，解凍時要先置於冷藏，讓牠慢慢退冰，可別再用水沖洗了，以免影響鮮味。

{ 網路小迷思：頭足類海鮮膽固醇過高，應該少吃？ }

想要吃得健康，不僅要知道食材本身的膽固醇高低，還要了解食材在血液中「升膽固醇指數」有多高，例如：腱子肉的「升膽固醇指數」高達 2348；花枝則約 239。如果食材中含有油脂，就會影響肝臟代謝膽固醇的速度，這才是造成高膽固醇的主因。其實，頭足類海鮮的膽固醇集中在內臟部位，料理時只要去掉內臟再食用，加上少鹽少油的烹調方式，很適合正在減重、心臟血管疾病、三高患者食用，不會有膽固醇過高的問題。

{「食」在小知識：**烏賊的墨囊隱藏不少營養價值！**}

烏賊富有咬勁且帶有海鮮氣息，不但是海產餐廳的主角，也是家常料理中常見的食材，現在連烏賊的墨囊，也成為入菜的新好選擇。墨囊裡的墨魚汁除了含有類黑素、脂肪與蛋白質，還有多糖體及固醇類，可以幫助我們調節免疫系統，抑制腫瘤增生，緩合婦女更年期症狀。此外，墨魚汁可以增加鐵的吸收率，所以產後婦女也能加入料理中，以補充鐵質。

健康密碼

頭足類中的牛磺酸有益肝臟

許多保養飲品中都會添加牛磺酸，顏色呈現黃色的牛磺酸對身體保健很有幫助。由於我們身體很多器官需要牛磺酸，如眼睛的視力、心臟血管等等，因此肝臟會不停製造，如果可以從食物中補充牛磺酸，就可降低肝臟的工作量，減少肝臟的併發症。

\ Clam /

増強免疫力救風濕

蛤蠣

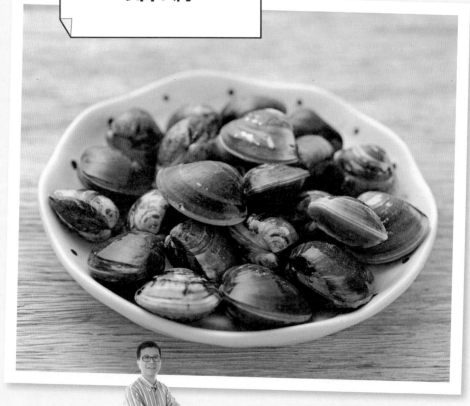

{ 食材特性 }

貝殼類的海鮮常被誤以為膽固醇含量很高，其實這是一個不太正確的觀點，它們富含的膽固醇是好的、並非壞的，而且具有非常優質的蛋白質、低脂肪，有助於增強身體的免疫力。這類的蛋白質對身體健康很有幫助，所以如果能適當的選擇、正確的烹調貝殼類海鮮，吃進身體不僅可以顧心、顧肝，還可以顧腸胃呢！

{ 挑選方法 }

一般常見的一些貝殼類海鮮，在挑選上也有許多小細節要注意，才能買到品質新鮮的好食材。

❶ 蚵仔：蚵仔對於溫度很敏感，如果溫度一高就容易變質，而且泡太多天也會越泡越白。現剝蚵仔的顏色會呈現淺灰色，若發覺蚵仔的顏色變得比較白，可能是已經泡了二、三天以上，這種蚵仔就不要買。至於，蚵仔是否越大越好呢？蚵仔的產季集中在每年 4 月到 10 月，在這段期間，蚵仔的大小會比較大一點。不過有些商人為了讓蚵仔的重量跟賣相變好，可能在非產季時添加了磷酸鹽類的添加物，讓蚵仔的保水性變高。因此，在不是盛產季的蚵仔，如果太過肥美就要小心了。

❷ 蜆（蜊仔）：一般市面常見的黃金蜆和黑蜆，兩者的養殖方式大不同。黑蜆是養殖在泥巴裡，外殼會有比較多的髒污，烹煮前要多加清洗；黃金蜆是採階梯式一層層水流滾動的養殖方式，所以外殼會比較乾淨。

❸ 蛤蠣：新鮮蛤蠣外殼是深黑色，如果購買時發現外殼顏色比較白，則有可能是商人為了美觀而泡了雙氧水或是稀釋過的硫酸，建議盡量不要購買。而新鮮蛤蠣在倆倆相互敲擊之下，會有清脆的聲響；若是腐壞不新鮮的蛤蠣，在敲擊時會是悶鈍感的聲響。若想挑選內有肥美肉質的蛤蠣，可以目視蛤蠣兩片殼的連接處，若比較寬則表示裡面生長的空間比較大，相對的蛤蠣肉就會較為飽滿。

☑ 保存方法

任何食材都是新鮮的好，買了之後最好早點吃完，如果吃不完的貝殼類海鮮，建議吐沙、洗淨之後，放入冰箱冷藏即可，不需要冷凍喔！不過，需要特別注意的是，蛤蠣吐

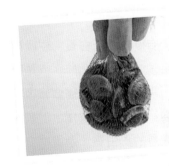

沙後會加速死亡時間，若想要延長蛤蠣的生命，可以將蛤蠣用塑膠袋裝好綁緊戳幾個洞，或是把蛤蠣封在網袋裡，再放到冰箱冷藏。

{ 適合的料理方法 }

許多人喜歡吃貝殼類海鮮，但是買回來後，該怎麼清洗才妥當呢？提供大家一些小秘訣：

❶ 加速蛤蠣吐沙

有些人說要加醋、加油，有些人還放鐵釘、剪刀，其實加了這些異物雜質並不會加速蛤蠣吐沙，能讓蛤蠣吐沙最有效的方法是加入一些鹽份。不過，現在的蛤蠣養殖有分純海水、半海水兩種，如果純海水養殖的蛤蠣，就不要加太多鹽，所以在購買時要先問清楚。

❷ 洗蚵仔絕招

蚵貝的部分呈現黑色，這個黑色的部分會溶進水裡，如果蚵貝部分比較乾淨，則表示所購買的蚵仔是有清洗處理過的。買回家後在清洗時，要特別注意不要弄破整個蚵肚的部分，也就是蚵囊包。可以利用一個小秘訣，就是倒入蘿蔔泥和蚵仔一同輕輕攪拌，利用蘿蔔泥吸附蚵仔的黑色素物質，接著，用清水清洗即可，蘿蔔泥不但可以幫蚵仔輕鬆美白，也能幫蚵仔去腥喔！

{ 網路小迷思：蜆精可以治宿醉？}

蜆精含有優質的蛋白質、牛磺酸、鋅等營養素成分，可以幫助肝臟的代謝作用，減輕一些宿醉，或是吃一些新鮮魚湯、水果也有相同的效果。此外，當肝臟有狀況需要修復時，可以靠高量蛋白質修復肝臟，因此貝殼類海鮮是不錯的選擇。但是，如果是慢性肝炎、肝硬化的病人就不能補充大量的蛋白質，過量補充恐怕會造成代謝不易而有肝昏迷的危險。

{ 「食」在小知識：含鋅海鮮治風濕！ }

患有風濕性關節炎的病人，需要一些修補免疫系統的物質，例如蛋白質、礦物質中的硒、鋅等等，而貝殼類海鮮牡蠣的含鋅量非常豐富，建議可以多多攝取，促進免疫系統的功能，緩解關節的不適。

蚵仔是天然大補帖

蚵仔的營養有個特質是二低和二高，所謂二低就是低膽固醇、低脂；二高就是高蛋白質、高礦物質。而蚵囊裡的蛋白質偏向游離胺基酸，所以很容易吸收，除了適合小朋友吃之外，孕婦因為肚裡的胎兒要生長骨骼、肌肉，統統都需要蛋白質，所以孕婦可以多吃蚵仔，讓寶寶健康成長。

\Fish ball/

方便即食海鮮製品

魚丸

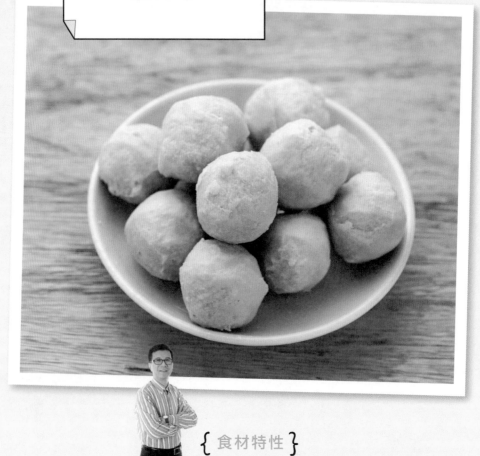

{ 食材特性 }

魚丸是南部人早餐的最愛,也是中部及北部人當點心或宵夜的好選擇。
小小一顆魚丸含有魚肉的營養價值,可當配料,又可煮湯,在講求方便
快速的現代生活裡,實在是不可缺少的海味佳餚。

{ 挑選方法 }

一般人挑選魚丸的時候，喜歡「大小均勻、魚肉飄香、白嫩油亮」，最好還要超 Q 彈，但是這一顆白嫩 Q 彈的魚丸裡，不知道藏了多少化學添加物，如果吃進肚子，小心包藏禍心，造成身體的病變。那麼，購買時要如何分辨真假魚丸呢？可以利用手捏、眼看、試吃三種方式來分辨真假魚丸。

❶ 捏一捏，彈力不要太好。

❷ 仔細看，顏色不要太鮮白。

❸ 吃吃看，味道不要太香濃、油膩。

真正不含化學添加物的魚丸捏了會碎、煮了會膨脹、軟爛，如果太 Q 彈，可能就是加了化製澱粉、修飾澱粉，或是各種化學膠，才會變得很有彈性。

☑ 保存方法

買回家的魚丸，如果當天沒有吃完，放入冰箱冰凍即可保存很長一段時間，想吃的時候，拿出來解凍料理即可，因此是一般家庭料理常見的方便食材。

{ 適合的料理方法 }

許多人為了求方便快速，幾乎天天外食，而外食不僅有食安問題，光是熱量就嚇死人，為了健康，不妨自己手工製作魚丸，也可以吃得比較安心。製作方法其實很簡單，將魚肉攪成魚漿，淋一點豬油，加些碎芹菜、香菜，灑上適量的調味料。接著，以同方向持續攪拌，才能打出魚丸的黏性，捏出不含化學添加物的健康魚丸。下鍋時，用手沾一下水，再來捏魚漿，而且要打開鍋蓋煮，魚丸比較不會吸入太多水分。

{ 「食」在小知識： **海水魚丸比較好** }

很多魚種都能製作成魚漿，而魚肉中所含蛋白質的多寡是影響魚丸脆度的關鍵，若用淡水魚做魚漿，蛋白質比較少，做出來的彈性就沒那麼好；海水魚的話尤其底棲魚類，做的魚漿彈性很好，如鯊魚、旗魚或虱目魚等，但是價格比較昂貴。海水魚因為口感 Q 彈，當然就可以少放些食品添加劑。

健康密碼　　魚丸添加物大公開！

❶ 魚很容易腐壞，但是為什麼菜市場賣的魚丸，即使陽光照射也不會壞，因為裡面添加了福馬林，防止腐壞。

❷ 卡德蘭膠 (多醣體) 等添加物，這種膠能讓食物的口感變好，所以添加的比例就很重要了。卡德蘭膠是一種細菌的發酵體 (1,3 葡聚醣)，加熱的時候 Q 彈，冷卻的時候脆，非常容易製作。基本上，卡德蘭膠沒有毒，也是合法的食品添加劑，吃多了對身體雖然不會造成什麼傷害，但是因為當中的多醣體成分會堆積在體內，黏稠的特性會影響腸胃道蠕動，容易造成便祕。

❸ 天然的魚丸偏灰色，在市場買到嫩白的魚丸，是因為添加了合法食品添加劑磷酸鹽。這個添加劑同時讓魚丸具有保水功效，吸收旁邊的水分往中間集中，因此，魚丸會更黏稠、更重。

❹ 製作這些加工食物時，為了讓它保有食材本身的味道，會再添加大量色素、香精、香料，吃進身體會造

成腎臟或肝臟的負擔。加上會吸收很多的油脂，吃進過多的熱量後，自然就會變胖。

⑤ 為了增加硬度與黏稠度，加入修飾澱粉可以節省成本，想要知道自己吃的魚丸有沒有添加？只要將碘酒滴在魚丸上，變成藍黑色的話，就是有添加修飾澱粉。

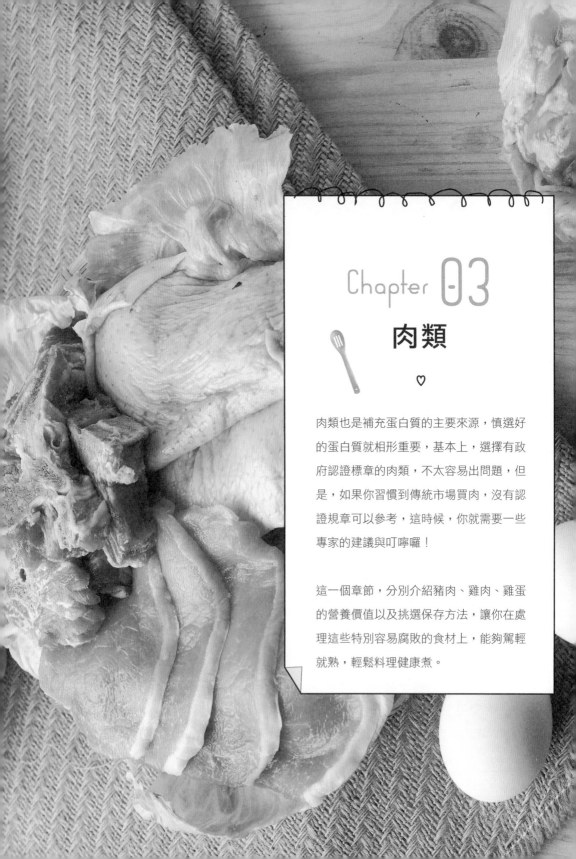

Chapter 03

肉類

♡

肉類也是補充蛋白質的主要來源，慎選好的蛋白質就相形重要，基本上，選擇有政府認證標章的肉類，不太容易出問題，但是，如果你習慣到傳統市場買肉，沒有認證規章可以參考，這時候，你就需要一些專家的建議與叮嚀囉！

這一個章節，分別介紹豬肉、雞肉、雞蛋的營養價值以及挑選保存方法，讓你在處理這些特別容易腐敗的食材上，能夠駕輕就熟，輕鬆料理健康煮。

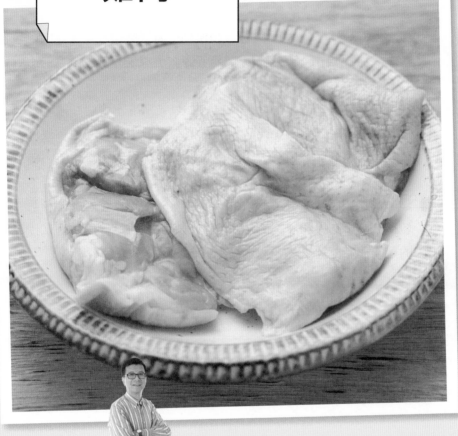

 \Chicken/

吃了會幸福

雞肉

 { 食材特性 }

人們常說：「青菜、蘿蔔各有所好」，紅肉、白肉也都有各自的愛好者，但是不同的肉類有不同的營養價值，因此在日常飲食當中，還是要注重均衡食用為佳。其中屬於白肉的雞肉脂肪含量較少，是非常適合現代人食用的健康食材，而且含有豐富的蛋白質，對於建構、修補肌肉相當有幫助。在傳統醫療中，雞肉的性味甘溫，主治功用十分廣泛，非常適合老老少少食用。

別讓身體不開心　　131

{ 挑選方法 }

想要吃得營養與健康,就要先懂得如何挑選新鮮食材,雖然雞肉種類有很多,包括了土雞、烏骨雞、鬥雞等等,但還是有幾個基本的挑選原則。

❶ 在選購活體雞肉時,最好選擇雞肉外表光滑,不會有黏液,帶有新鮮的肉味,如果是土雞肉,顏色要為黃白色為佳。如果表皮沒有光澤,肉的顏色變暗,聞起來有腥臭味,代表不太新鮮,要避免購買。

❷ 超市或量販店都是已經處理好的冷凍雞肉,購買時最好要認明外包裝貼有「防檢局屠宰衛生合格」標誌,或是 CAS 優良肉品標誌的雞肉,這也是品質的保證。

☑ 保存方法

從超市、量販店買回來的雞肉,若一兩天內沒有要料理,就直接放到冰箱的冷凍庫保存;從傳統市場買回的雞肉,因為沒有事先處理過,建議要清洗乾淨後,再放入保鮮袋,冰到冷凍庫最冷的位置保存。

{ 適合的料理方法 }

雞肉的料理方式可說是千變萬化,但是在處理雞肉時,要先用刀背將肉類切一切斷筋,料理之後才不會太柴。如果想和蔬菜一起拌炒,也可以利用雞油,直接加水煨煮一下,蔬菜會更為香甜。不過,處理冷凍雞肉時,如果時間允許,就盡量不要用微波爐去解凍,以避免溫度急速變化下,使肉類的組織受損,影響了口感。

{「食」在小知識： **色胺酸的食物，吃了會感到幸福！**}

「食物是最常被濫用的抗憂鬱劑」，很多人心情不好時，都喜歡吃些甜食來解憂，其實，適當的葡萄糖的確可以振奮心情，但過量的話情緒反而起伏更大。其實，當身體的血清素分泌不足或功能不良時，容易導致我們心情鬱卒，因此最好可以利用一些營養物質來補充血清素。例如：含有大量色胺酸的低脂牛奶、香蕉、雞肉等等。這些快樂食物，有助於合成血清素，能為我們帶來喜悅的感覺喔！

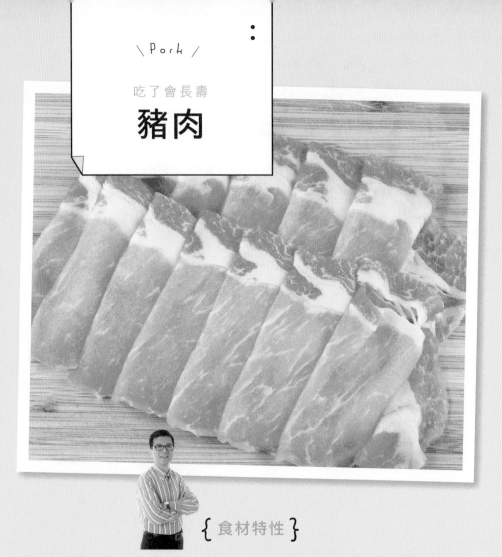

\ Pork /

吃了會長壽
豬肉

{ 食材特性 }

日本沖繩縣有一座村落，堪稱是世界上的長壽村，百歲人瑞的居民也是世界第一，而沖繩人餐餐吃豬肉，因此，豬肉被認為是養生長壽的食材。而台灣人同樣愛吃豬肉，豬腳、控肉是餐桌上或小吃攤常見的肉食菜肴。提起豬肉，有人喜歡吃瘦的部分，有人喜歡吃肥的地方，它的油脂比例根據生長部位而有所不同，日常生活的飲食，應該均衡攝取才是健康之道。此外，屬於紅肉類的豬肉，藥物比較會殘留在肝臟、腎臟、油脂層較多的地方，因此盡量避免食用內臟。

{ 挑選方法 }

豬肉的食安問題很常見，不管是瘦肉精、抗生素、荷爾蒙、口蹄疫，而豬血糕又有藥用石膏的問題，究竟，要怎麼選豬肉才安全啊？藥物方面來說，其實豬肉的每個部位都會有，但是台灣農委會的檢查嚴謹，不管是 CAS 的認證或是冷凍市場的豬肉，都有通過檢驗，所以只要認清「防檢局屠宰衛生合格的標章」（在豬皮上），選擇 以及產銷履歷（ ，綠色標誌）兩個認證標誌，就比較安全。

我們一般在超級市場挑選時，豬肉都是密封處理的狀態，因此要用眼睛仔細觀察，肉質最好為略淺的紅色，如果油質白色的部分變綠，肉質滑滑黏黏的，表示快要變壞了，建議不要購買。到傳統市場購買時，除了用眼睛看，還要用手按壓看看，確認它的肉質是否緊實有彈性？緊實有彈性的豬肉，吃起來口感比較好。

☑ 保存方法

購買回來的豬肉應以冷凍保存，如果要解凍不能直接拿去沖水，要用不鏽鋼鍋，直接放進去解凍即可，沖水容易讓肉變難吃。

{ 適合的料理方法 }

豬肉不像牛肉可以選擇五分熟或七分熟，一定要吃全熟的。每個部位料理方法也不太一樣，腳部適合燉滷，時間要花最久；五花肉適合炒、燉、滷、紅燒；背部的里肌肉，則適合快炒或是做豬排以及炸物。

🔍 { 網路小迷思：**吃豬皮可以排毒？** }

毒澱粉事件，其中的毒性是指「順烯丁二酸」，可以多吃甘胺酸來解毒，以降低腎臟的毒性，而豬皮雖然含有此成分，可以發揮一些效果，但是也不能吃得過多。

{ 「食」在小知識：**豬腳該吃嗎？** }

豬腳有很多膠原蛋白，而且含有甘胺酸，多吃可以抑制中樞神經、脊髓，有助於安眠、抗憂鬱。但是，因為豬腳料理膽固醇比較高，還是要適量攝取。當然，引起高膽固醇疾病的原因很多，除了食物種類，烹調方式也是造成膽固醇高低的因素之一，因此適當攝取才是控制膽固醇最好的方法。此外，豬蹄尖是下奶汁的食材，孕婦可以常吃。

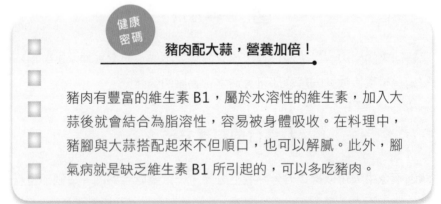

健康密碼

豬肉配大蒜，營養加倍！

豬肉有豐富的維生素 B1，屬於水溶性的維生素，加入大蒜後就會結合為脂溶性，容易被身體吸收。在料理中，豬腳與大蒜搭配起來不但順口，也可以解膩。此外，腳氣病就是缺乏維生素 B1 所引起的，可以多吃豬肉。

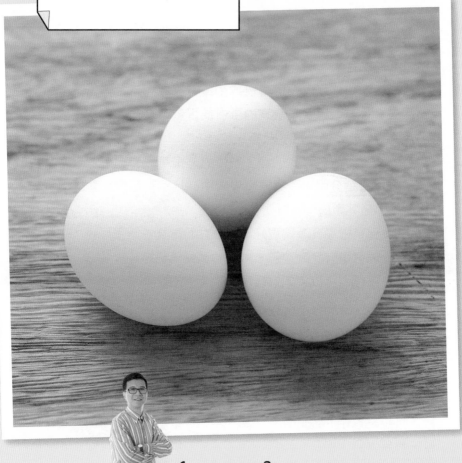

\ Egg /

不可或缺的營養價值

雞蛋

{ 食材特性 }

雞蛋營養價值高，也是我們飲食中不可或缺的重要食材。有一派說法認為紅雞蛋比一般白雞蛋營養，這是真的嗎？其實，蛋的顏色跟本身的營養成分並無關聯，白種雞所生出的就是白色蛋殼，另外雜交品種則生產褐色殼蛋。琳瑯滿目的蛋種，以營養學的角度來看，營養價值都一樣，並無多少差異性。

別讓身體不開心 137

{ 挑選方法 }

婆婆媽媽在挑選雞蛋時，總覺得越大顆越經濟實惠，事實上品質優良的雞蛋，有下列兩個特點：

❶ **外觀看**：雞蛋外殼選擇粗糙無光澤的，不要挑選裂紋蛋或是蛋殼上有異物者。

❷ **搖搖看**：如果蛋殼裡的蛋白或蛋黃有潰散的話，搖晃時蛋殼裡面的聲音會較大聲；蛋殼裡的蛋白或蛋黃若是很緊實紮實的話，搖晃起來幾乎沒有聲音，品質比較好。

❸ **打開看**：將雞蛋打入碗裡，新鮮的雞蛋可以看到蛋黃、濃蛋白及稀蛋白清楚分明。蛋黃要呈現集中高挺狀，蛋黃週圍的濃蛋白要厚多，最外圍的稀蛋白要少。

那麼，該到菜市場買散裝蛋好，還是在超市買洗選蛋好呢？這兩者的不同在於洗選蛋有經過挑選，接著殺菌後再包裝。散裝蛋一般來講是沒有經過挑選，所以可能會發現雞蛋大小形狀都不一樣，同時外表也可能會沾上一些雞的排泄物在上面。其實，不論買哪一種蛋回來，只要保存方式正確，都可以吃到好蛋。

☑ 保存方法

雞蛋可說是家中必備的食材，幾乎每天都用得到，但是一盒買回家可以存放多久呢？從雞蛋一生出來開始計算，保鮮期大約是 30 天。蛋的品質好壞主要取決於它的保鮮狀況，若是選購市場散裝的雞蛋，建

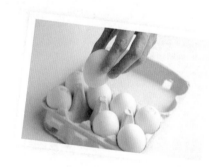

議稍微清洗後放入冷藏即可延長保鮮期限，而洗選蛋是經過 7 度以下冷藏的條件才可以保住它的鮮味。另外，雞蛋尖端有毛孔，為了避免細菌進入，所以在冷藏時要注意讓尖頭朝下。

{ 適合的料理方法 }

早上想要吃一顆賞心悅目的荷包蛋，建議鍋裡的油不能倒太多，在鍋子裡打下雞蛋後，讓它慢慢成形再翻面，即可煎出完美荷包蛋。不過，當烹調溫度過高容易產生蛋白質變性，我們的腸胃道不容易吸收，因此雞蛋料理唯有使用蒸煮方式才不會使蛋白質變性，營養成分是最高的，腸胃道吸收的狀況最好。

{ 網路小迷思：**機能蛋比較健康？** }

添加了胡蘿蔔素、葉黃素等營養素的機能蛋，其實在很多天然食材裡也吃得到這些營養，我們吃蛋最重要的還是在於攝取蛋白質和卵磷脂，所以就算這一些蛋含有標榜的額外營養，還是建議要搭配蔬果一同進食，才可以讓營養攝取更均衡。

{ 「食」在小知識：**膽固醇過高，可以吃蛋嗎？** }

每人每天攝取膽固醇的量約 1000 到 1200 毫克左右，一顆雞蛋所含的膽固醇大約在 200 毫克左右，一天一顆水煮蛋是不至於影響增加膽固醇。若是擔心攝取量過高，則可以一週吃三顆，小孩子的代謝能力較好，一天一顆雞蛋的攝取量是剛剛好的。膽固醇量過高的人，應該徹底避免的是含糖飲料或牛油豬油等。

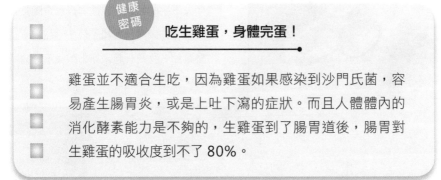

健康密碼

吃生雞蛋，身體完蛋！

雞蛋並不適合生吃，因為雞蛋如果感染到沙門氏菌，容易產生腸胃炎，或是上吐下瀉的症狀。而且人體體內的消化酵素能力是不夠的，生雞蛋到了腸胃道後，腸胃對生雞蛋的吸收度到不了 80%。

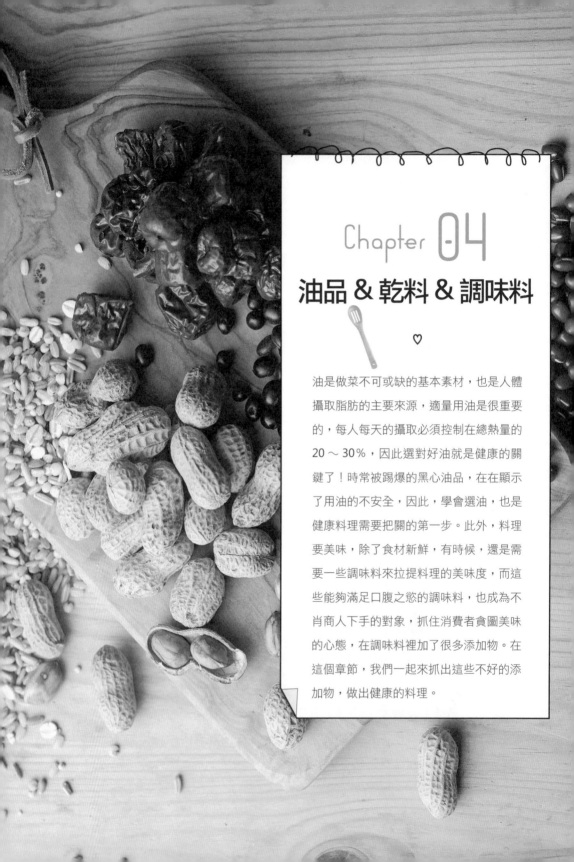

Chapter 04

油品 & 乾料 & 調味料

♡

油是做菜不可或缺的基本素材,也是人體攝取脂肪的主要來源,適量用油是很重要的,每人每天的攝取必須控制在總熱量的 20 ～ 30％,因此選對好油就是健康的關鍵了!時常被踢爆的黑心油品,在在顯示了用油的不安全,因此,學會選油,也是健康料理需要把關的第一步。此外,料理要美味,除了食材新鮮,有時候,還是需要一些調味料來拉提料理的美味度,而這些能夠滿足口腹之慾的調味料,也成為不肖商人下手的對象,抓住消費者貪圖美味的心態,在調味料裡加了很多添加物。在這個章節,我們一起來抓出這些不好的添加物,做出健康的料理。

Part.1
油品

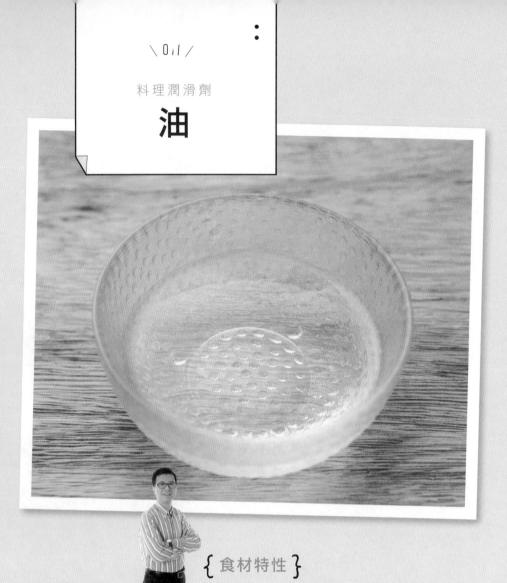

\ Oil /

料理潤滑劑

油

{ 食材特性 }

各種油品是做菜不可或缺的素材，健康的廚房可別一種油用到底，發煙點高的適合煎炒炸；發煙點低的則適合生食或涼拌。通常適合油炸的如椰子油、豬油；炒菜的就可用沙拉油；涼拌的則用橄欖油。此外，橄欖油也有分等級，如果要拿來炒菜，必須是初榨的橄欖油，因為它的發煙點比較高。總之只要油品挑得巧，健康就能沒煩惱！

苦茶油

有「東方橄欖油」之稱的苦茶油是品質好的油品，不飽和脂肪酸含有82%，發煙點253度。苦茶一年只成熟一次，在每年霜降的時候採收，從大片茶園中採收後，還要經過曬乾、去殼的步驟才能以低溫烘焙，然後進行壓榨，因此一般苦茶油價錢都比較高。這一點一滴都是珍貴的天然茶籽油，要怎麼分辨真假呢？在挑選時有兩種方式：

❶ 可用油表面張力來判斷是否純度夠高，當苦茶油的濃度夠高時，它的張力就會卡在瓶子上面，產生一層層的薄膜。因此在超市選購時，可以將油罐倒置來觀察是否有薄膜，如果沒有這層薄膜，表示為調和過的油。

❷ 塗抹在皮膚上，好的苦茶油因為純度很高，所以塗上後很容易吸收。很多人會疑惑使用苦茶油比較容易上火嗎？其實苦茶油在烘焙過後，性質比較溫和，反而不像麻油容易因為烹調方式而變得燥熱。

 豬油

豬油是家庭常用的油品，香濃的味道拿來炒菜、油炸都很適合。如果想吃得安心可以在家自製豬油，方法很簡單，購買豬肉的里肌油或板油，利用電鍋就能煉油。因為水蒸法煉油沒有經過高溫，所以油的品質比較穩定，飽和脂肪酸相對也比較低，避免油炸所產生出的PAH危害健康。

電鍋水蒸法的步驟如下：

❶ 一斤豬肉放六杯水。

❷ 一杯水需20分鐘（放外鍋），可以分次加水。

❸ 內鍋不要加水。

❹ 下層會混合水分，因此取上層的油即可。

一般在市場上取得的豬油為白色固體，而電鍋蒸的豬油是淡黃色液體，

有點像沙拉油的顏色，香味十足。

我們都知道油分為飽和脂肪酸與不飽和脂肪酸，豬肉的油脂，本身就已經含有飽和脂肪酸約 48%，不飽和脂肪酸約 52%。飽和脂肪酸吃多了對心臟血管不好，尤其是動物類的飽和脂肪酸，如果吃多了，容易沉積在血管上，血管壁就會變厚，造成血管粥狀硬化。

假設我們的飲食習慣是攝取肉類居多，那麼建議平常用油可以多使用植物油；相反的，若我們平常肉類吃得不多，那麼煮菜用油則可以多使用動物油，以平衡飽和與不飽和脂肪酸。

\ Butter /

天然的尚好

奶油

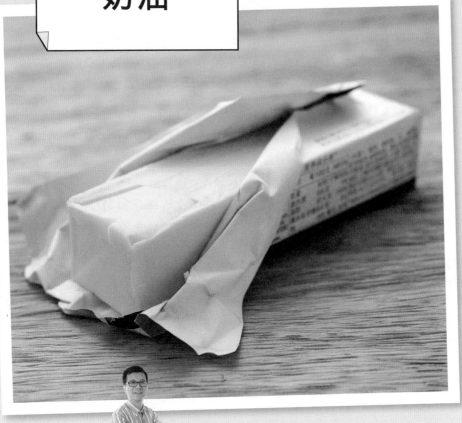

{ 食材特性 }

現代人的飲食越來越精緻，甜點製作的原料相對越來越講究，其中奶油扮演了非常重要的角色，自然不能忽視它的來源與成分。一般奶油指的就是動物性奶油，直接從牛奶或羊奶取得；而植物性奶油並非真正的奶油，其實裡面一滴牛奶都沒有，屬於人造奶油，大部分會從棕櫚油或其他植物油中煉取。添加奶油的食物，雖然會變得更香濃順口，但是可別吃太多，小心膽固醇與油脂含量越來越高，導致肥胖或心血管疾病呢！

{ 挑選方法 }

植物油偏液態，流動性非常高，為了凝固塑形會進行氫化，在加工過程中，植物油會產生反式脂肪，對於心臟血管、中風、心肌梗塞的影響非常大。除此之外，為了增加香氣會加入香料，當顏色不對時會添加色素，甚至還有防腐劑等添加物，這些化學物質對身體有很大的負擔。因此建議如果要吃奶油，還是選購動物性奶油，吃進真正的天然奶油。

因為奶油的名稱琳瑯滿目，所以別被中文名稱所誤導了，雖然都是寫奶油，但是成分可能不一樣。在選購時要特別注意英文的標示，天然的動物奶油英文是 Butter(乳酪)，而人造的植物奶油英文為 Margarine(乳瑪琳)。

{ 網路小迷思：高鈣牛奶比較好？ }

首先要注意牛奶內容物的成分，是否完全天然，特別留意是否已稀釋或被添加過。一般牛奶的含鈣量已經蠻高，100c.c. 的含鈣量約在 110 毫克左右。如果要選擇高鈣牛奶，必須是純天然的牛奶再加上鈣，而不能是將天然的牛奶稀釋過後再加鈣，所以不要陷入文字上的迷思。

因此不論鮮奶、機能乳、保久乳、奶粉，營養成分是一樣的。而機能乳是另外添加不同的營養素成分，但仍需注意添加物的內容。不過，牛奶裡因為含有乳糖，人類體內在幼年時間比較有分解乳糖的酵素，等到年紀漸長，分解乳糖的酵素就沒有了，因為沒辦法分解乳糖就比較容易拉肚子，牛奶的攝取量就需要有所控制。

{ 「食」在小知識：**鮮奶油也適合做菜** }

香濃口感的鮮奶油是牛乳脂肪的萃取物，適合拿來做冰淇淋、奶酪等。如果炒菜的時候，想要增加鮮乳細緻的風味，可以在最後時添加，因為鮮奶油不耐高溫，所以不適合烹煮太久。

牛奶含鈣量高於豆漿

豆腐製品的鈣質，大多是從凝固劑中而來，黃豆本身的含鈣量並不豐富，因此豆漿的含鈣量也沒有牛奶來得高。如果想要補充鈣質，建議還是多吃奶製品可以獲得比較多的鈣質。

\Sesame oil/

補身好油

麻油

{ 食材特性 }

「白芝麻為香、黑芝麻為補」，芝麻屬於營養價值很高的食材，根據WHO世界衛生組織公布，芝麻油是最好的三大油品之一，它的好處如下：

❶ 維生素 E 可以幫助清除自由基，因此適量吃好芝麻油，可以抗衰老，皮膚也會變得幼綿綿。

❷ 芝麻油裡富含單元不飽和脂肪酸，因此對保護心血管疾病也有幫助。

❸ 除了多喝水，多吃纖維質之外，吃好的油脂也能潤腸通便。

{ 挑選方法 }

油品除了製法之外，原料也很重要，黑芝麻產地遍及世界各地，而台灣與泰國算是頂級芝麻的產地，因此用台灣芝麻製作的油品，香氣品質已經十足。在購買純正的麻油時，如果採取螺旋壓榨，雖然成本最低，製作最快，出油量最高，但是容易產生高溫而變質，味道比較苦，顏色比較深。若是採用古法冷壓餅式壓榨大約只有 40 度，麻油的味道微苦但有濃濃的香味，不過古法費時費工，因此價格也會比較高。

芝麻的出油率 40%，若芝麻一斤 100 元，麻油卻賣 50 元，實在是不太可能符合成本，所以價格太低大多是調和油。而調和油容易有其他添加物或香料，而且每種油品的發煙點不同，因此建議還是要買純正的油品比較好。

香油的原料是白芝麻，它需要經過烘焙香味才會釋放出來，而烘焙過後會轉為深咖啡色，因此所提煉出來的油顏色越深純度越高，若顏色比較清淡，大多是調和過沙拉油。

{ 網路小迷思：**麻油很補很燥熱，不能多吃？** }

首先要瞭解純正的麻油性質屬溫涼，根據烹調方式的不同，會使它產生性質的轉變。中醫上來說，體質燥熱的人不適合熱補，而一般來說有傷口，不一定代表體質燥熱，因此有傷口是可以吃麻油，但是不能加酒加老薑，以免讓麻油變了性質。而麻油可增加子宮收縮排惡露，但是有發炎反應時，就要避免火上加油，盡量別吃麻油雞之類的食物。如果你沒有上述的情況，基本上適量攝取麻油完全沒問題。

健康密碼

麻油妙用無窮

麻油除了料理用之外，也能拿來治療身體上的小問題：

❶ 咽喉發炎之類的慢性發炎時使用，如果已經感冒、喉
　嚨痛、發燒就無法使用，將蜂蜜與芝麻油以 1：1 的
　比例混合，直接口服，每日一次，症狀就能獲得改善。

❷ 便秘，直接飲用芝麻油 70 毫升。

❸ 久咳，溫度一低就開始咳嗽，可以服用。香油 30 克，
　羊肝 60 克，一起炒熟加鹽調味即可。

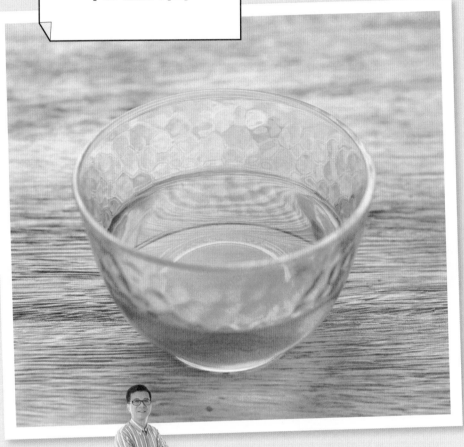

| Peanut oil |

天然的不飽和脂肪
花生油

{ 食材特性 }

油品是料理中不可或缺的一部分，想炒出一盤色、香、味俱全的菜，食用油的作用功不可沒。其中，色澤清亮、氣味芬芳的花生油富含「單元不飽和脂肪」，可以預防心臟病，幫助除去有害的低密度脂蛋白，可以說是烹調的健康利器。

{ 挑選方法 }

近來的黑心油品風暴，讓大家開始注重食用油的安全，為了保障全家人健康，選擇品質優良的油品也是很重要的一環。早期高溫榨出來的花生油，雖然香氣四溢，但是營養也跟著流失，隨著科技精進，現在已經能用比較低溫的方式來榨油。

一般來說，油的顏色會根據原料的處理方式而產生差異，原料炒的火侯，火侯炒得越老、顏色越焦，榨出來的油顏色就越深。純正的天然花生油凝結點大概在 4℃，像豬油一樣會變成膏狀，所以要分辨是否為純的花生油？只要把它放入冰箱的冷藏室即可分辨真假。

調和油大部分都是調和大豆沙拉油，大豆沙拉油的凝結點在負15℃，所以跟花生油一調和後，就算放在冷藏室也無法凝結。當然，也可以藉由香氣來判斷，調和油絕對沒有天然的花生香，如果摻雜香料的油或調和油，味道一定不是自然的味道。

☑ 保存方法

保存花生油的容器很重要，塑膠瓶容器雖然有一些通過安全檢驗，但卻沒考慮到靠近溫度較高的地方會釋放出一些毒素，因此不建議拿塑膠瓶裝油，最好還是使用玻璃瓶。花生油必須放置在乾爽的地方，或者在玻璃瓶身外拿黑色的紙貼住避免日曬，放入冰箱保存也可以。

一般調和油的保存期限大約在兩年以內，純天然的油未開封前，建議在一年內使用，開封後最好 3 個月內用完。此外，初榨油雖然價格高，但是並沒有通過精煉的手段，所以保存期限通常比較短，盡快食用為佳。

{ 適合的料理方法 }

不同等級的食用油，會有不一樣的冒煙點，有各自適合的烹調法。花生油的冒煙點為 160℃，一般料理都適用，但是不適宜用於高溫炒菜，這樣反而會破壞食材的營養價值，建議在炒菜時，可以用一點點水悶熱，降低溫度。

{ 網路小迷思：痛風患者不能吃花生油？ }

有人認為痛風患者不能吃花生油，其實這是錯誤的觀念，花生雖然是中普林的食物，但在變成油的時候，因為普林屬於水溶性，並不會溶解在油裡面，所以，花生油的普林含量很低，痛風患者還是可以吃花生油料理的菜餚。

{ 「食」在小知識：精煉油與初榨油哪個養分高？ }

精煉油的養分跟初榨油差很多，如果初榨油的營養成分原本是 100 分，經過處理之後，最後大概只剩下油的成分，其他營養成分都不見了，也就是我們常用的精煉油。所以，初榨油的營養成分還是相對比較高！

健康密碼

黑心花生油的毒性是砒霜的 68 倍！

使用發霉的花生榨油，裡面含有黃麴毒素，黃麴霉菌生長以後產生的次級代謝物具有極高的毒性，毒性比砒霜高 68 倍，因此食用花生油還是有一些未知的風險，請在選購的時候將這個可能性也參考進去。

Part.2
乾料

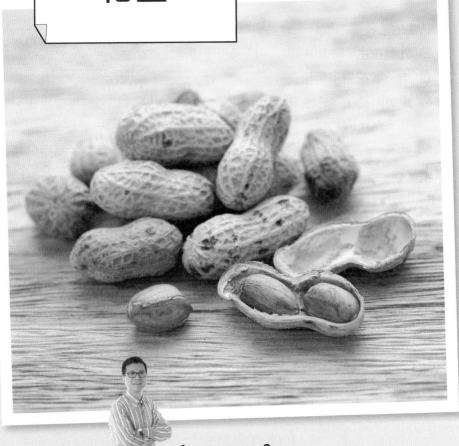

\ Peanut /

長生之果

花生

{ 食材特性 }

花生又稱為土豆，香香脆脆的口感讓人停不了手，雖然它的營養成分高，但是熱量也很高，食用時還是要適量。花生攜帶方便，而且早晚都適合吃，宵夜時比起吃泡麵，吃花生反而比較健康，幾顆下肚後不容易胃酸逆流，有助好眠。下午點心時間也能吃一點花生，止飢餓又不會過飽，因為花生油脂含量高，而油脂在胃裡消化需要四到六小時，所以可以控制食慾。此外，花生還能抑制血糖迅速的飆升，降低糖尿病風險。

{ 挑選方法 }

花生的品種很多，台灣常見的有以下幾種：

① **九號花生**：體型較短小，味道最香濃，口感較硬。

② **十一號花生**：體型圓胖，口感較軟，適合老人家。

③ **黑金剛花生**：花生殼紋路特別深，果莢特別長，口感酥脆帶甜味，此種花生的花生皮具有天然花青素，建議可連黑膜一塊吃下。

夏天是花生盛產季，此時購買最為新鮮。剝開花生殼以後，裡頭的花生仁若整顆顏色不一，可能是在生長過程中受到水氣的污染，品質比較不佳。在挑選花生時，絕對不要選購外殼呈現灰黑色的花生，表示存放過久，已經不新鮮了。

☑ 保存方法

一定要選購有夾鏈袋包裝的產品，讓花生隔絕空氣，如果花生出現油耗味，就不要再食用了。花生若保存不當發霉，容易感染一級致癌物黃麴毒素，必須達到 260 度高溫才能殺死黃麴毒素。因此一有灰黑或發霉的菌絲，千萬不要食用。

{ 適合的料理方法 }

有一些不肖商人把發霉的花生製作成花生粉、花生醬，讓人無法從外觀判斷是否含有毒素，如果長期吃下肚可能會導致肝臟方面的疾病。因此，如果無法確保花生製品的品質，建議大家可以自製，比如花生醬，方法很簡單，花生和砂糖以 5 : 1 的比例調配，再加 1 至 2 匙的橄欖油，用果汁機就能打成口感滑順的花生醬。油脂最怕氧化，所以 DIY 的花生醬要密封冷藏，可以保存三個月左右。

🔍 { 網路小迷思：**常吃花生容易得肝癌？** }

新鮮沒有發霉的花生是無害的食物，不會造成身體上的負擔。目前會得到肝癌的情形，一種是原本就有肝炎的人，不吃花生也容易得肝癌；另一種是吃到發霉的花生才容易得到肝癌。如果是已經罹患肝炎的人，又吃到不好的花生，得到肝癌的機率就非常高。

{ 「食」在小知識：**花生帶皮吃更健康** }

富含油脂的花生加上含有纖維質的花生皮一起吃，可以潤便滑腸，比較不容易產生便秘的現象，而且花生含有很多抗氧化物質，根據國外的研究發現，在飲食當中攝取適量花生的人，大腸、直腸癌的發生率會比較低。此外，花生皮膜含鈣量多，也可用於溫補，適合經期女性食用。所以，在吃花生時應該連皮一起吃，攝取更多的營養成分。

健康密碼

花生油是好油

心臟會出現問題是因為吃到不好的油脂，如膽固醇、飽和脂肪或反式脂肪，而花生榨的油是好油，屬於不飽和脂肪酸。它的含油量高達 40%，若我們以養生的觀點來食用花生，具有不錯的效果，因此被稱為長生果、萬壽果。

| Black bean.Azuki |

補心又補腎

黑豆·紅豆

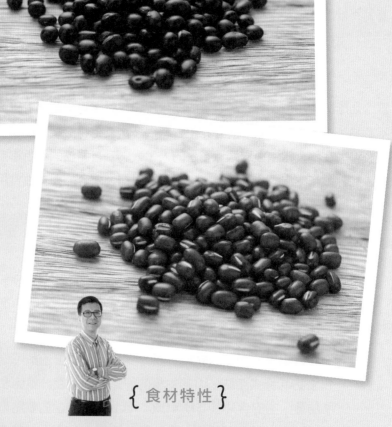

{ 食材特性 }

同樣都屬於豆類，但是顏色不同，營養價值大不同，熱量也不同！紅豆屬於澱粉豆，如同主食類的豆子；黑豆屬於蛋白質豆，如同肉類的豆子。它們的共通性是可以補血，因為兩者的含鐵量很高，可以讓我們更有元氣。

蛋白質豆	毛豆、黃豆、黑豆、鷹嘴豆
蔬菜豆	剛豆、四季豆、油豆、菜豆
澱粉豆	綠豆、紅豆、大紅豆

{ 挑選方法 }

挑選紅豆的秘訣，基本上外表看起來要光滑圓潤、顆粒飽滿，而顏色則與新鮮度無太大關聯，因為經過摘採的紅豆，水分揮發之後，才會逐漸呈現我們熟悉的紅色。

選購黑豆的原則根據食用方式而有所不同，若是用來當做養生藥膳，建議選擇青仁黑豆；若要用於加工豆製品，如豆漿、豆皮、豆干，建議選擇黃仁黑豆。最重要的是選擇 SGS 檢驗合格，不含農藥殘留的豆類，才能吃得健康又安全。

☑ 保存方法

紅豆、黑豆屬乾糧，在常溫下可以保存 1 年，如果要存放 2 年以上，建議放入冰箱冷藏。保存時請用密封罐，並放入裝有生米的茶包袋吸取濕氣，確保其品質。

{ 適合的料理方法 }

紅豆不同的部位有不同的營養成分，它能利水的關鍵在於紅豆皮的皂苷素，所以只喝紅豆的上清液即可。紅豆水的熱量很低，因為澱粉並沒有破殼而出；紅豆湯因為澱粉質已經釋放出來，所以熱量比較高。也就是說，綿密軟爛的紅豆湯，因為澱粉質過多，是無法用來消水腫。

自製紅豆水時可以選擇萬丹紅豆，它的顆粒比較大，香氣比較足。紅豆水比例為紅豆一杯：水五杯。如果用水煮，紅豆水煮沸 15 分鐘後熄火燜 5 分鐘；如果用電鍋，紅豆不須先泡軟，外鍋水一杯，電鍋跳起後燜 10 分鐘即可。

自製黑豆水的方式也如同紅豆，但是黑豆的外殼較硬所以需要先泡兩小時，接著將它乾炒至爆開，讓纖維質、卵磷脂釋放出來，再加水煮 15 分鐘即可。不論是紅豆水、黑豆水，建議都不要喝冰的。

⊕ { 網路小迷思：紅豆水不能當水喝？ }

紅豆含鉀量高，100 公克的紅豆有 700、800 毫克的鉀。當人體體內鉀的成分高的時候腎臟就會排水，鈉高的時候腎臟就會留水，這就是鉀可以利尿消水腫的原理。當我們飲用白開水時，鉀鈉離子濃度非常的低，所以對腎臟的負擔相對低；如果喝了過多的紅豆水，身體裡有大量的鉀離子，這時腎臟便會啟動機制將它們排出，反而增加了腎臟的工作量，因此建議不能當成水喝。余雅雯中醫師建議，一日紅豆水的量大約是一米杯紅豆加 2000CC 的水即可。

{ 「食」在小知識：黑豆一定要煮熟！ }

黑豆裡面有很特別的花青素，抗氧化能力比較強，可以防止老化。而黑豆的鉀含量更高，100 公克的乾燥黑豆粉有 1000 多毫克的鉀，因此吃黑豆可以降膽固醇，喝黑豆水則可以幫助降血壓。

但是黑豆不能生吃，因為它有一個特別的物質叫胰消化酵素抑制劑，抑制胰臟蛋白酶的活性，讓我們沒有辦法消化它，容易引起腹瀉。所以黑豆一定要完全煮熟，煮熟後才能破壞它的成分，不會造成腸胃道的刺

激。因此，消化系統不好的人，不要吃太多黑豆，容易脹氣。

健康密碼

紅豆最好吃全豆

紅豆除了富含鐵、鉀，還有豐富的膳食纖維，可以促進
腸道的蠕動。建議可以吃全豆，例如：製作成紅豆沙來喝。
女孩子容易手腳冰冷、血液循環差，老人家血壓有忽高
忽低的狀況，吃紅豆都可以有一些幫助。

\ Glass noodles /

低卡低糖高飽足感

冬粉

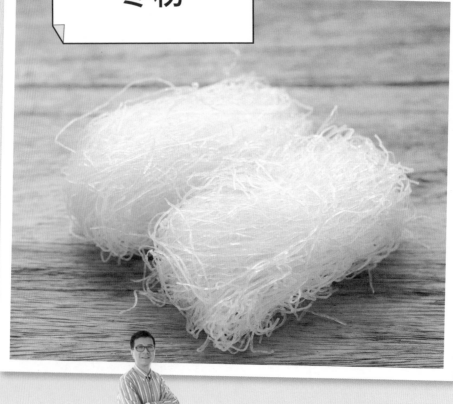

{ 食材特性 }

冬粉又稱粉絲或粉條，主要是用不同種的豆類（綠豆、豌豆、蠶豆等）等原料加工製造，煮熟後柔軟爽口、嚼感十足。看似平凡的冬粉，其實是非常不簡單的主食，它有三大好處：

❶ 低卡路里：一束冬粉 140 卡只有一碗飯 1/2 的熱量。

❷ 低糖飲食：冬粉 GI 值只有 32，不易刺激胰島素合成脂肪。

❸ 飽足感強：冬粉是麵粉類食物，吸水膨脹度最高，一碗就飽。因此想減少澱粉的攝取量，冬粉是個不錯的主食選擇。

{ 挑選方法 }

我們常在新聞上看到不少假食物的報導，就連經常做為主食的米粉、冬粉也有假的，究竟該怎麼選擇冬粉才是正確的呢？

❶ 一般手工冬粉，即使沒有化學添加劑，還是能利用澱粉天然的黏稠度製作出 Q 彈的口感，所以才能久泡、久煮不爛。但是，100 斤的綠豆只能做成 30 斤的綠豆粉，再製成冬粉大約剩下 25 斤，成本很高，價格自然就昂貴。有些不肖業者為了仿造彈性十足的口感，會加入一些化學藥劑，因此購買時要仔細看清楚成分與標示。

❷ 冬粉的顏色也跟澱粉來源有關，如果是馬鈴薯粉製作，會呈現白色的，綠豆粉做出來的則偏黃色。因此，不能單以肉眼觀察冬粉的顏色，還要根據成分來判斷色澤。一般來說，不建議購買散裝食品，因為不知道狀況、來源、保存期限，吃起來不安心。

☑ 保存方法

冬粉可以說是便宜、分量又多的食材，開封之後，不需放入冰箱保存，只要置於陰涼處，保持乾燥即可。

{ 適合的料理方法 }

冬粉除了煮湯之外，也適合涼拌，為了增加口感，可以將粉絲燙過後放入冰箱，冰鎮一晚後，口感就像蒟蒻條，再加上自己喜愛的蔬菜、雞肉，吃起來美味又健康喔！

⊕ { 網路小迷思：吃冬粉可以減肥？ }

有不少人靠著以冬粉當成主食減肥，以為冬粉沒澱粉，熱量低，常常在晚餐時加在滷味、炸醬裡一起吃。但是，冬粉容易吸收湯汁、醬汁，因

此這樣的飲食方式，可能比一碗飯的熱量還高，並沒有真的達到減肥的效果，所以想要減肥時，吃冬粉是好的選擇，但是，料理方式就要謹慎一點了，盡量不要有太多調味最好。

{ 「食」在小知識：冬粉Q彈的秘辛 }

明礬化學名為硫酸鋁鉀，冬粉加了明礬後，會膨脹、透明、口感更Q、賣相與口感都會更好，但是明礬有鋁離子，對人體有害。目前明礬在台灣是合理的食物添加劑，在燒餅油條、鬆餅、甜甜圈中經常都有添加。鋁離子的攝取還是要限量比較好，歐盟主張每人每天的攝取量不能大於2毫克，胃乳片中也有鋁離子，且一片大約都60～70毫克。

吃了加明礬的冬粉，對身體有哪些影響？鋁吃太多可能會導致腦退化（失智症）、貧血、骨質疏鬆、提早老化、腸胃疾病。但是，一般人在腎臟正常運作的情況下，1毫克可以排出約0.99毫克，沒有太大的影響。但是，如果腎臟功能不好的人，就要避免食用這類加了明礬的食物。

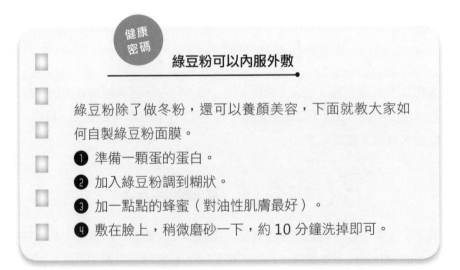

健康密碼

綠豆粉可以內服外敷

綠豆粉除了做冬粉，還可以養顏美容，下面就教大家如何自製綠豆粉面膜。

❶ 準備一顆蛋的蛋白。

❷ 加入綠豆粉調到糊狀。

❸ 加一點點的蜂蜜（對油性肌膚最好）。

❹ 敷在臉上，稍微磨砂一下，約10分鐘洗掉即可。

古時候的高級主食

米粉

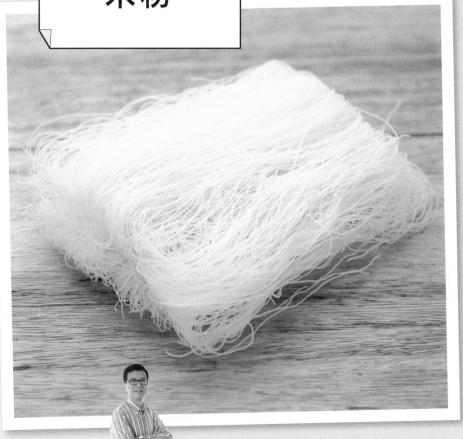

｛ 食材特性 ｝

米粉是傳統的主食，古早時代它可是「高級食品」，只有在喜慶宴客、特殊節日才會以「炒米粉」這道菜招待客人。主要起源在五胡亂華時代，漢人南遷，因為米粉方便攜帶，因此開始廣為流傳。現在台灣各地都有好吃的米粉，如澎湖的金瓜米粉、台北的粗米粉湯、基隆的芋頭米粉、苗栗的鹹湯圓米粉、新竹的炒米粉，而小卷米粉、烏魚米粉、傳統米粉炒在台南都能找得到。

現在市面上的米粉，若米含量 100% 的稱為純米米粉，含米量 50% ~ 99% 的稱為調和米粉，而含米量低於 50% 的則稱為炊粉或是水粉。水粉比較粗，就是大家常吃的米粉湯，炊粉則適合拿來炒米粉。如何挑選真米粉呢？從外觀上來看，建議太白的不要購買，以免買到漂白過的米粉。此外，原料不同也會影響顏色，一般來說糙米米粉的顏色比起純米米粉要來得黃。

☑ 保存方法

拆封過未使用完的米粉，可以用夾鏈袋密封存放，置於乾燥處避免受潮，不需要放入冰箱中保存。

{ 適合的料理方法 }

不同類型的米粉，各有它適合的料理方式，一般常食用的種類分成炊粉和水粉，水粉就是米粉湯常用的種類，因為含水，比較容易入味，可以吸收湯汁，所以適合煮成米粉湯。炊粉則比較適合拿來炒，放些香料爆香，加上其他食材，將食材精華濃縮在米粉中。而炒米粉和米粉炒有什麼不一樣？其實就是烹煮方式的不同，炒米粉是食材先爆香拌炒，再把米粉放進去一起炒，米粉炒則是米粉煮過以後，再把滷汁拌進去。

{「食」在小知識：為什麼米粉的米含量低？}

早期製作米粉的時候，米的品質不太穩定，氣候、種植時的條件、連不同的品種都會影響，比較容易糊掉導致無法推廣外銷。後來研究團隊發現製作時若加入玉米澱粉後，米粉的品質就能穩定，製作過程中也不容易糊掉。因此根據現在衛福部的法規，米粉的米含量需滿 50%，而未滿 50% 的米粉現在就改名為炊粉或水粉。

\Mixed grain/

養生好朋友
五穀米

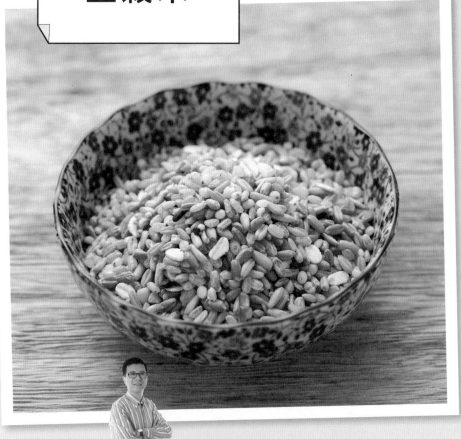

{ 食材特性 }

我們的飲食習慣逐漸趨向西式化與精緻化，米飯類越吃越少了，但是想要吃得健康，七大類營養都要均衡攝取，其中碳水化合物就是來自全穀根莖類。如果要吃穀物類，一定要吃粗食比較健康，也就是說選擇五穀米要比白米來得好，因為含有比較多的維生素、礦物質。糙米（沒脫殼的米）的營養包含有維生素 B 群、維生素 E、維生素 K、膳食纖維，可以增加新陳代謝、幫助消化、防止便秘。但是吃糙米可要多咀嚼，不然就無法幫助消化了。

{ 挑選方法 }

米一開始是稻穀，脫了一層皮就是糙米，這是最理想的狀態，再脫一層就是胚芽米，胚芽有很多的營養素，白米就是碳水化合物了，但是營養素就少很多。

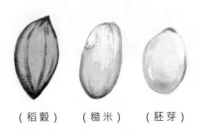

（稻穀）　（糙米）　（胚芽）

市面上這麼多種米，有五穀米、十穀米、十八穀米，在挑選上不一定是越多穀越營養，加上不好煮不見得比較有助益。建議自己買回來混，分開泡。小孩過敏，蕎麥要放多一些；老人家吃的可以多放一些黑芝麻、核桃，補充高鈣高鐵；女生怕胖的可以多加薏仁，排尿消水腫。

{ 適合的料理方法 }

五穀米要洗多久？其實並不用洗很多次，但是大多要浸泡。煮五穀米時，最好還是泡一個晚上。一杯五穀米加一杯米，水要兩杯半（想吃軟爛一點就三杯），另外洗米的水要瀝乾才不會太爛。不管煮幾杯，水就是多半杯。如果一次煮大量，煮好後就多燜一段時間。

{ 網路小迷思：高血糖吃糙米飯好嗎？ }

高血糖的人吃糙米是不錯的選擇，但是，如果是糖尿病的人，則必須控制攝取量。建議先吃蔬菜，再吃碳水化合物，讓血糖不會上升太快。此外，痛風的人其實是可以吃五穀米的。

{ 「食」在小知識：**不適合吃五穀米的人** }

剛開始吃糙米，要慢慢來，不要一次將飲食改成全糙米，應該慢慢讓腸胃適應糙米的消化。穀類含有許多纖維質，患有胃潰瘍、十二指腸潰瘍等消化能力問題的，還有大腸癌病患、腎臟病人，和開刀後的病人都不適合吃五穀米。

健康密碼

黑糯米具有抗氧化能力

真正的黑糯米，是外黑內白，才是真的。一剝開即可知道，泡過後的水呈現黑色是花青素的釋放，因此在清洗時不要洗太多次，花青素有抗氧化能力，可以預防心血管疾病，抗自由基。在中醫中屬於黑色食物，入腎的食物。

糯米的結構像樹枝，遇到水會膨脹，當然少吃較好，而且是高升糖的食物，如果吃完卡胃，可以在飯後吃些陳皮梅、木瓜，稍微幫助消化。或是按肚臍左右各兩寸的位置，按 10 秒休息 5 秒，總共三分鐘，以刺激腸胃蠕動。

\Jujube/

中藥材的紅寶石

紅棗

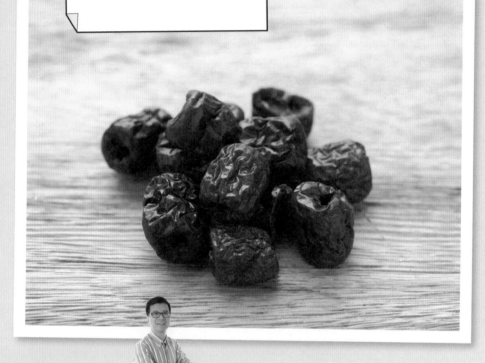

{ 食材特性 }

小小一顆紅棗，自古以來就被人們視為絕佳的滋補品，它有四大好處：

❶ 紅棗裡有一個成分叫皂苷，可以抗疲勞、增加耐力。

❷ 紅棗裡有非常多的糖類跟維生素 C，可以幫助肝臟解毒，減輕毒性
物質對肝臟的損害。

❸ 降壓的部分是類黃酮，類黃酮的物質對心臟血管有非常好的功能，
有鎮靜、降血壓的作用。

❹ 紅棗含有鈣質可以預防骨質疏鬆。

在平時的養生中，如果懂得善用紅棗，對我們的身體有很大的助益。

{ 挑選方法 }

新鮮紅棗是有時令性的，市場上無法常買到，因此經常購買到的都是乾紅棗。那麼該如何避免買到加了色素、糖精、催熟劑的紅棗呢？

❶ 一包紅棗裡，每顆按壓下去皮肉的柔軟度是接近的，而且肉要厚實、飽滿；如果一按壓就成扁狀，表示品質較差。

❷ 顏色偏暗紅色，而且深淺不一。若為統一的顏色，可能有被染色的狀況。

❸ 紅棗的皮紋皺褶均勻，尾端有蒂頭，如果看起來較光滑要小心是否有果蠅的侵入。

❹ 將紅棗剝開後觀察內部肉質色澤，是否為深黃色到咖啡色。若是淺色肉質則代表是催熟的產品。

❺ 正常的紅棗聞起來會有濃郁的紅棗甜香味，若是催熟後的紅棗，聞起來的味道很淡幾乎沒有香氣。

❻ 品質好的雞心棗搖起來會有卡拉卡拉的聲音，因為裡頭肉籽分離。

此外，購買紅棗時，不要選擇包裝看不到紅棗的，這樣無法觀察紅棗的品質好壞。

☑ 保存方法

糖性高的藥材很容易潮解變性，因此購買冷藏或冷凍的紅棗反而是好的選擇。買回家後也建議放在冰箱中保存。

{ 適合的料理方法 }

我們常說：「藥食同源」，因此中藥材入菜很常見，處理紅棗時可以先用吸管挑除紅棗籽，比較好料理。挑除的紅棗籽可以泡茶飲用，還有安神效果呢！

🔍⊕ { 網路小迷思：紅棗去籽去火氣？ }

去籽跟沒去籽並沒有什麼差別，反而是有去籽的紅棗要特別小心，可能在去籽的過程中有微生物或果蠅的侵入，反而不衛生，造成食材的腐壞。

{ 「食」在小知識：女生吃紅棗要吃對時機 }

紅棗性溫，屬於濕膩的食材，並無法活血，只能補血，因此經期來時不宜食用。此外，孕婦體質屬於內熱旺盛，因此也不宜食用過多紅棗，容易火上加火，造成口乾舌燥的狀況。

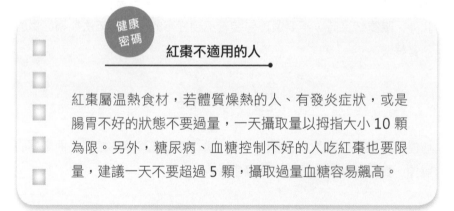

健康密碼

紅棗不適用的人

紅棗屬溫熱食材，若體質燥熱的人、有發炎症狀，或是腸胃不好的狀態不要過量，一天攝取量以拇指大小 10 顆為限。另外，糖尿病、血糖控制不好的人吃紅棗也要限量，建議一天不要超過 5 顆，攝取過量血糖容易飆高。

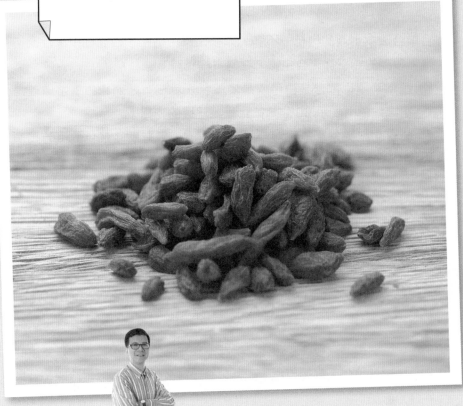

\Wolfberry/

保護視力的中藥材

枸杞

{ 食材特性 }

枸杞子中含有礦物質微量元素「有機鍺」會透發身體干擾素的生成，干擾素對於癌症是一個治療的方式，吃了有機鍺可以調節免疫，對於肝癌、肺癌有比較好的治療作用。但若是有免疫系統疾病的人，比如類風濕關節炎、僵直性脊椎炎、紅斑性狼瘡的患者反而不能吃，因為會使體內免疫機制失調。此外，枸杞裡含有生物類黃酮成分，對於肝硬化、哮喘、前列腺炎、胃潰瘍、心肌梗塞、腦血栓和精神分裂症有一定的輔助作用。

{ 挑選方法 }

目前台灣本土產的枸杞並不多，大多是藥用枸杞，因此在中藥行或市場上買到的幾乎都來自中國。在購買枸杞時有些訣竅：

❶ 觀察蒂頭位置若是白色或是淡黃色表示沒有經過染色；蒂頭若是出現紅色則表示 90% 是被化學處理過的枸杞。

❷ 一包枸杞正常來說，顏色是深淺不一，帶有點暗紅色的；若是顏色統統一樣鮮紅，可能就是經過染色處理。

❸ 聞一聞枸杞，如果有經過硫黃燻蒸會有一個酸酸嗆鼻的味道。

❹ 捏一捏枸杞，如果觸感黏黏的，搓揉後在手上留有橘黃色，表示有被染色。一般店家都有包裝，可能不易觸摸觀察，建議可以輕輕搖一搖，如果輕鬆就可以搖開，就表示觸感是不黏的，為佳。

☑ 保存方法

一般人常誤以為只要冰在冰箱，保存一整年都沒關係，其實這是錯誤的觀念，最好半年內就要用掉。如果想要保存久一點可以放置冷凍，否則一般冷藏即可。

{ 適合的料理方法 }

一般枸杞沖泡起來，應該是淡淡黃色，因此建議先清洗過後再來料理，可以去除一些染色的疑慮。盡量避免從冰箱拿出來後，就直接入菜的狀況！

{ 「食」在小知識：枸杞可以名目 }

枸杞含有 β-胡蘿蔔素，可以在身體裡產生大量的維生素 A 和玉米黃質，增強視網膜黃斑組織。其中，玉米黃質還是一種很好的抗氧化物，可以防止一些氧化物質對身體的傷害。

健康密碼

枸杞的攝取限制

枸杞可以補肝腎，攝取量也有上限，一天以 10 ~ 20 顆為標準，若處於感冒、身體有發炎或是正在腹瀉的人並不適合吃枸杞。孕婦則可以適當吃一些，一天不要超過 15 公克，若是有口乾舌燥、滿臉通紅的狀況就要減量。

\ Rice /

每天的好朋友

米

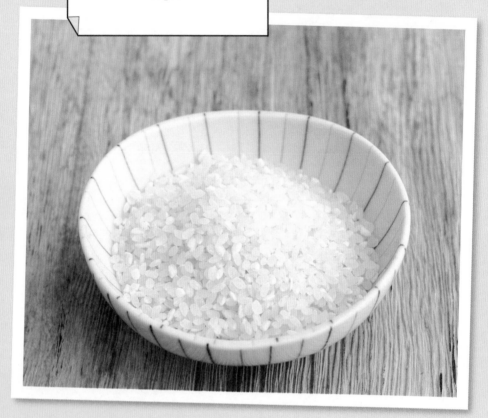

吃飯皇帝大，吃飯真的是一件大事，從選米、料理、保存到食用都是一門學問。如果能吃到飽滿而香氣四溢的米飯，感受食物的美好，那可真是一件幸福快樂的事。因此，下面就來介紹大家如何健康吃美味的米飯吧！

{ 避免買到劣質米 }

米的種類很多，口感與外型也有些許的差異，我們可以比較一下常見的五種米：

① **蓬萊米**：外形短圓、透明，適合白米飯、粥，蓬萊米的口感最適合台灣人，但蓬萊米摻越南米的機率最高。

② **在來米**：外形細長、透明，適合炒飯、菜頭粿，在來米有種特殊香氣，如果摻了其他米，吃起來的口感會有差別。

③ **圓糯米**：外形圓短、白色，適合年糕、麻糬。

④ **長糯米**：外形細長、白色，適合肉粽、油飯。

⑤ **越南米**：因為是從國外進口，如果遵循著我們衛福部跟海關的規定有驗關查驗，基本上問題就不大。但它也有可能是走私循不正常的管道進口，這時就會擔心是否有農藥超標或者重金屬超標等等的問題。如果沒有前述的問題，那只會有價格低價高賣的問題。

那麼該怎麼選購，才能避免買到劣質米呢？

① **直接跟農會買**
因為農會是台灣農夫自己成立的一個消費性合作社，既然是自己為農友成立的消費性合作社，就不可能再去國外買米來混合摻米。

② **注意價格**
有些不良商人到國外買米來混合，所以目前單用價格是看不太出來的。若農委會或衛福部去查驗的時候，被查到米種與標示不符兩至三次就會被吊銷米的執照。

③ **避開節慶促銷期間**
不肖商人往往在節慶的時候就會大量的進摻劣米，因為節慶的時候，大家都會期望糧商要降價，但不肖商人在降價時就同時摻米。

④ **認明 CAS 標章**
CAS 台灣優良農產品發展協會的標章，購買時可以選購有此協會認證的商品。

{ 超完美煮飯秘技 }

米飯是我們重要主食，雖然人人都會煮飯，但是煮得好吃與否卻是各憑本事。下列就教大家一些煮飯的秘技。

第一招：如果想要口感軟Q，建議 1：1 的比例之外，要再加半杯水。例如一杯白米：一杯半的水；三杯白米：三杯半的水。電鍋煮飯，外鍋永遠是放一杯水。

第二招：洗米水一定要瀝乾，否則無法正確量測出內鍋的水量。煮飯時勿滴油，直接吃到米香，否則長期下來米飯會有油耗味。

第三招：傳統電鍋煮好飯需燜 30 分鐘；電子鍋煮好飯需燜 20 分鐘，讓鍋底下的水分蒸乾。

此外，白米飯與其他主食也可以搭配，對身體也很健康。

❶ 白米飯一杯＋小米一杯＋燕麥一杯：對於心臟非常的好，可以多吃。

❷ 白米飯一杯＋糙米一杯：如果本身有便秘的苦惱，這樣吃就對了。

{ 微波飯安心吃 }

我們吃不完的隔夜飯，或是超商買的便當，裡面的飯拿去微波安全嗎？下面就解開大家對微波飯的迷思：

- **迷思一**：微波食品營養價值流失 60% ~ 90%？

  白米飯最重要的營養就是碳水化合物，微波過的飯它的營養不會流失，澱粉還是存在。

- **迷思二**：經常吃微波飯的人或動物，體內會發生嚴重的生理變化？

  其實，加熱真正會怕的是一些遇到熱會分解的物質，但微波的溫度還沒有像蒸籠來得高，所以吃微波飯並不會有生理變化。

- **迷思三**：無論何種食物，一旦經過微波加熱，都會產生致癌物？

  吃微波飯並不會產生致癌，只要隔夜飯保存適宜並不會致癌。如果隔夜飯放電子鍋保存，反而容易滋生細菌。

Part.3
調味料

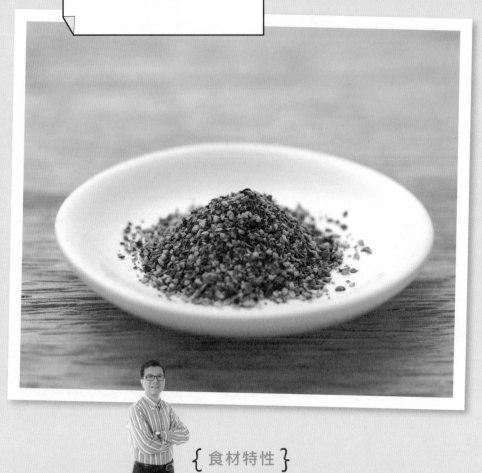

\Pepper/

去腥祛濕的調味料

胡椒

{ 食材特性 }

胡椒是料理時不可缺少的重要調味料,因為它有著濃厚香氣,又帶有些微的嗆味,除了可以幫助減少食材的腥味外,還有提振食慾的作用。食用味道辛辣的胡椒有助流汗,可以促進血液循環,改善風濕病的症狀,而且可以刺激人體產生干擾素,增加免疫系統的功能。只要用對方法料理吃進這些辛香料,就能讓我們的身體健康又開心。

{ 挑選方法 }

胡椒雖然不是主要食材，但是有些料理少了它，總是感覺缺了一味，因此如何挑選好品質的胡椒，也是料理時很重要的一環。

❶ 挑選的胡椒顆粒要大小均一。

❷ 胡椒粒的皺褶越明顯，表示胡椒的等級越高，品質越好。

❸ 胡椒的天然味道來自胡椒鹼，香氣非常單純且單一；化學調製的胡椒粉，香氣會特別的香而且嗆鼻。

此外，黑胡椒的產地不同品質也會有差異，好的黑胡椒首推印度的馬拉巴海岸，再來就是馬來西亞的沙勞越，其次是越南、印尼的神仙群島等地。因此，選購時，不妨也可以將產地納入參考的指標。

☑ 保存方法

胡椒如果保存不當，會滋生細菌，反而對身體不好。因此購買回來的原粒胡椒，最好保存於玻璃罐內並放置陰涼處，切記千萬不可以放冰箱，否則容易受潮。

{ 適合的料理方法 }

如果擔心不肖商人在磨好的胡椒粉裡添加不好的物質，建議到中藥行或食品材料店購買原粒胡椒，回家自己 DIY 磨成胡椒粉是最安全的做法。製作方法很簡單，準備原粒黑胡椒 2 大匙、原粒白胡椒 1/2 匙、海鹽 1/4 匙、花椒 1/4 匙、甜胡椒 1/4 匙，依序放入研磨機中打碎即可。不過，自製胡椒粉不耐久存，所以一次不要製作太多分量，足夠一週使用的分量即可。

⊕ { 網路小迷思： 只要不吃胡椒粉就沒事？ }

家庭常用的萬用調味粉－胡椒粉，近年來被黑心商人放進工業級的碳酸鎂原料，造成黑心胡椒粉的氾濫，但是，別以為不吃胡椒就沒事了？市面上很多食品都有加入胡椒粉，如下：

❶ 洋芋片、蝦片（黑胡椒口味）

❷ 市售湯品、湯粉

❸ 微波食品（炒麵、粥品）

❹ 炸烤食品（炸雞、烤肉）

❺ 盒裝蔬菜餅乾、胡椒餅

❻ 鹽酥雞、雞排

❼ 百元熱炒

❽ 貢丸湯、餛飩湯等

❾ 炸滷排骨、牛排

❿ 小攤粥品、炒飯、炒麵。

這類的工業級原料裡有非常多的重金屬，像汞、鉛等等，因此長期吃下來對我們的身體會造成很大的傷害，請特別小心。

{ 「食」在小知識： 辛香味十足的馬告山胡椒 }

胡椒種類很多，辛香味道各有千秋，一般來說：「辣要吃白胡椒，香要吃黑胡椒」，而台灣原生的山胡椒「馬告」比較溫和，沒有黑胡椒、白胡椒那麼嗆辣，適合搭配家禽類的肉食。馬告多產於山區，這也是原住民常用的調味料。

\Salt/

生命泉源

鹽

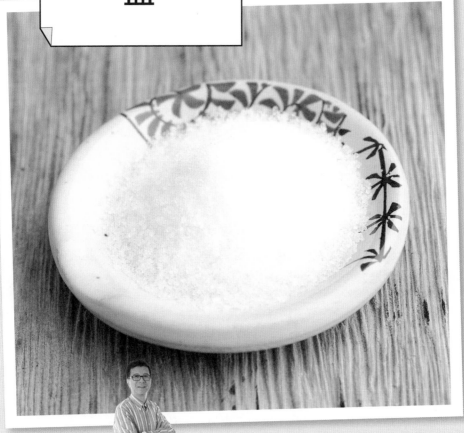

{ 食材特性 }

鹽巴是料理必需用品,雖然看起來不起眼,但它卻能讓食材變換各種風味。根據來源不同,可將鹽巴分成海鹽、岩鹽、湖鹽、井鹽四種類別,每種的特色都不太一樣,一般來說,海洋結晶的海鹽,口感最為豐富細緻;其他種類的鹽,味道則比較厚重。

{ 挑選方法 }

想要做出美味的料理，除了懂得用鹽的分量，也要挑選好品質的鹽。現在市面上有著各種訴求的鹽品，有的標榜天然有機，有的添加微量元素強調健康，但是，還是有些不肖業者將鹽品回收包裝再販售，因此選購時最好要買包裝完整的鹽。此外，為了維持碘含量的攝取，可購買加碘的精鹽，最好挑選外包裝有明顯標示食品添加物名稱，如有「碘酸鉀」或「碘化鉀」，才是真正的加碘鹽。

☑ 保存方法

鹽一般的保存期限為兩、三年。如果是「加碘精鹽」，因為有碘，一遇到陽光就容易變質，所以建議鹽巴要在使用期限內用完，並且存放在乾燥避光的地方。

{ 適合的料理方法 }

粗鹽適合拿來醃漬食材，例如醃漬泡菜、梅子、白蘿蔔等。一般料理則適合選擇細鹽。在料理過程中，煮湯類、炒青菜可以在烹煮後，再加鹽巴；若是乾煎魚類、肉類，則可在烹煮前先加鹽巴。

{ 網路小迷思：健康飲食絕對要少鹽？ }

我們常説：「少糖少鹽」，希望吃的鹽不要超標，事實上不可超標的是「鈉」這個成分，因為氯化鈉就是鹽巴，當吃了氯加上鈉就會覺得鹹，所以我們不是在防鹽巴而是在防鈉。鈉存在非常多的地方，根據中華民國衛福部的統計，女生每天可以吃到 3700 毫克的鈉，男生可以吃到 4500 毫克，但是世界衛生組織建議每個人一天鈉的標準攝取量則為 2000 毫克。很多食材中都含有鈉，因此炒菜完全不加鹽，攝取量就已

經足夠，比如蛤蠣蒸高麗菜，裡面就有天然海鮮的鹹味，鈉的攝取量就已經很夠。所以，健康飲食少鹽這個說法，其實是很正確的觀點。

{ 「食」在小知識：家中鹽巴受潮結塊怎麼辦？ }

將受潮的鹽塊放在塑膠袋裡，稍微用酒瓶壓碎後，再將鹽巴加入炒過的米中，然後放入玻璃瓶裡即可繼續使用。這個原理是因為米會吸附空氣中的水分濕氣，如此一來，鹽巴就會變得乾爽。

健康密碼　別讓鹽巴成為身體負擔

鹽進入到身體，會讓水分留在體內，如果我們的腎臟功能沒有辦法將水分排出，就會產生水腫的問題，血壓升高，心血管疾病會增加，腎臟的負擔也會加重。此外，當腎臟努力地將多餘的鈉排出時，還會一併排出鈣，進而造成骨質疏鬆的狀況，所以過量的鹽攝取，確實會成為身體大大的負擔。

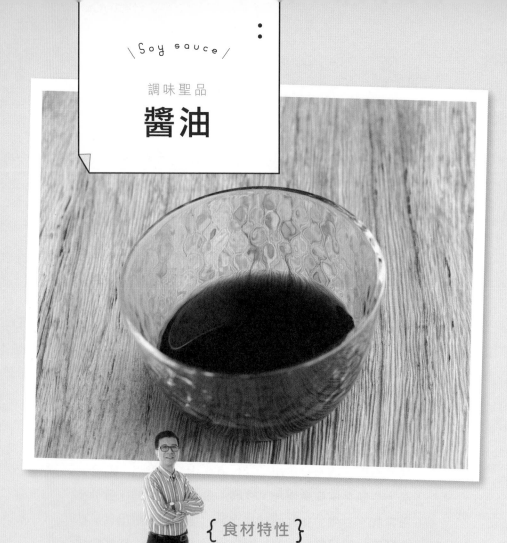

\Soy sauce/

調味聖品
醬油

{ 食材特性 }

醬油是家家戶戶絕對少不了的調味料之一，它的鮮味來自各種胺基酸，而且含有蛋白質、糖分、鹽分、維生素 B1 等等，如果加熱時間過長、溫度過高，營養價值就容易被破壞。醬油釀造的方法主要是將黑豆或黃豆放入缸內，一層豆子一層鹽，並加入麴種使其發酵 4 ～ 6 個月才能完成。一般釀造的醬油所花費的時間成本太高，因此目前市面上大多是速成醬油，幾天內就能製造完成，雖然時間縮短很多，但是過程中會添加一些化學物質，吃多了就容易造成身體的負擔。

｛ 挑選方法 ｝

沾水餃、滷肉都需要醬油，但是每種醬油的風味都不太一樣，根據使用的方式，選擇不同的醬油。想要挑選好品質的醬油，可不是顏色越黑的越好！好的醬油具有紅褐色的光澤，而且濃度適中，由於醬油是豆類製品，因此搖晃後會有泡沫殘留。此外，也要注意保存期限以及是否有使用防腐劑，盡量使用非基因改造黃豆、不添加各種食品添加物的醬油，認明瓶身上有「純釀造」的八角標誌，以及食品ＧＭＰ認證才是好醬油。

☑ 保存方法

家庭烹調天天要用到醬油，因此許多人總是放在瓦斯爐旁邊，以方便取用，但是醬油是釀造的產品，容易變質腐壞。尤其是瓶口的地方，與空氣接觸後，就會滋生細菌，所以開瓶後就要冷藏保存。

｛ 網路小迷思：皮膚有傷口時吃醬油，傷口會變黑？ ｝

醬油是黑色的，所以有人認為多吃醬油或是受傷時吃了醬油，皮膚就會變黑，其實醬油中的黑色素經過消化系統之後，就被代謝掉了，並不會引起受傷的皮膚色素沉澱。可千萬別因為醬油的顏色較深，就與傷口變黑產生錯誤的聯想。

{ 「食」在小知識：市售的薄鹽醬油，比較健康嗎？ }

為了健康飲食，許多人會採用低鈉的薄鹽醬油來調味，但是這類的醬油中多半是用鉀來取代鈉，而腎臟病患者不僅不適合吃太多鈉離子，也不能攝取過多的鉀離子，因此即使是薄鹽醬油，也不能過量使用。此外，高血壓患者雖然也不能攝取過多的醬油，但是可使用薄鹽醬油代替，因為高血壓患者對於鉀離子可以正常代謝，也就是說，使用薄鹽醬油，還是要視身體狀況而定。

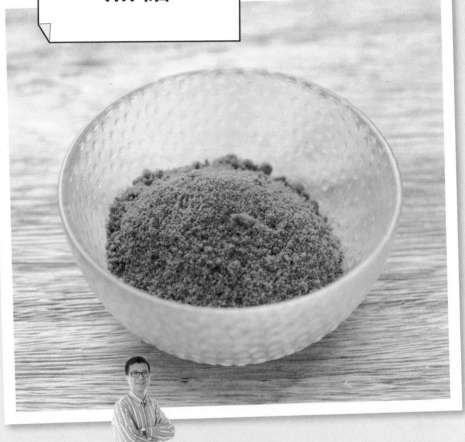

\Brown sugar/

糖類的新寵兒

黑糖

{ 食材特性 }

近年來受到養生風潮的影響,小小一塊黑糖由黑翻紅,搖身變成糖類首選,很多人將喝咖啡、煮薑湯等用的糖都改用黑糖。其實不論哪種糖,起初的提煉做法都一樣,但是紅糖、黑糖的精緻度比較低,含有較多的鈣、鉀、鎂、鐵等,營養成分相對高,對人體也比較健康。吃糖會有一種愉快的感覺,會使我們不斷的上癮,當攝取分量減少時,容易使情緒低落,因此適量攝取就很重要!

一般的沖繩黑糖分為三級：最頂級沖繩黑糖，只含 10% 原糖；次級
沖繩黑糖，只含 5% 原糖；最差沖繩黑糖，一滴原糖都沒有，味道和
香氣是靠色素和香料調製而成。如果發現黑糖的顏色過深，表示可能
在熬製的過程溫度過高或是添加了色素成分。那麼，在挑選時有什麼
小秘訣呢？

❶ 將黑糖加水沖泡裝於玻璃瓶裡，置於文字上，如果可以透光見到
   文字，表示黑糖是假的。如果是純黑原糖，則不會透光，因為原
   糖保留維生素跟礦物質所以無法透光。

❷ 以外形來看，好的黑糖是自然結粒，大大小小會不一致，因為成
   分單純，用手一捏即碎。如果是方塊狀的黑糖表示添加劑太多，
   從剖面看若發現有多層次，則可能有添加澱粉成分。

❸ 純黑糖嚐起來的口感會有五種味道：甜、鹹、酸、苦、甘。

☑ 保存方法

你一定覺得很困惑，有些黑糖的保存方式需要冷藏，有些卻只要室溫存
放即可，怎麼會不一樣呢？這是因為原糖純度如果達到 85% 以上是不
需要冷藏的，否則容易壞掉。所以請根據包裝上的指示選擇保存方式，
是最理想的做法。

{ 適合的料理方法 }

黑糖除了直接吃，或是放入飲料外，也能拿來製作簡易的烤肉醬，做法
很簡單，以 1：1：1 的比例，將一大匙米酒，一大匙醬油膏，一大匙
黑糖拌勻，就是美味又健康的烤肉醬了。

網路小迷思：經期不能吃糖？

女性在月經來時會失血，所以需要補充鐵質，而黑糖裡含有豐富的鐵質，在月經期間可適量的攝取以補充鐵質。因此這個網路上的迷思是錯誤的觀點，請特別留意。

「食」在小知識：黑糖攝取上限

炒黑糖的溫度需控制在 115 ～ 118 度以下，才不會產生不好的丙烯醯胺。高溫製作黑糖，含致癌丙烯醯胺：60 公克黑糖經高溫製作後，會產生丙烯醯胺大約 1.5PPM，濃度含量高，飲食長期攝取過多丙烯醯胺，經人體代謝後會攻擊細胞，導致基因突變罹患癌症。以 60 公斤的成人來說，每天若攝取 60 公克黑糖製作飲料，和不吃糖的人相比，喜愛吃黑糖的罹癌機率較高。既然糖是我們每日必吃的調味料，因此最好選擇品質好的糖來吃，還是比較安全健康。

健康密碼

過量攝取易老化

不論白糖或黑糖通通都是自由糖，如果每天吃進體內的自由糖過多，容易造成老化與癌症。世界衛生組織規定，每人每天最多食用自由糖上限為 25 公克，但是，平常飲食的攝取不包括甜點飲品，就很容易就超過自由糖的限量。糖在身體裡面經過代謝所產生的最後物質叫做 AGE 老化，所以吃糖吃多了就會老化，甚至上癮而致癌。

\Curry/

神秘的黃色食療美味

咖哩

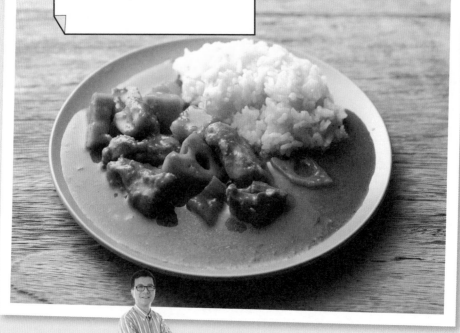

{ 食材特性 }

菜單上有黃咖哩、紅咖哩，還有綠咖哩，究竟咖哩是什麼做的呢？其實，咖哩的成分是由許多辛香料調配而成，「辛香料」包含了辛料、香料、調味料，總共約有 3 千多種的選擇，而每一種咖哩會有一個最主要的味道。像綠咖哩完全沒有薑黃素，最主的成分就是綠色的辣椒，辣度非常飽和，喜歡重口味的可以選擇綠咖哩來吃。咖哩中一般含有胡荽子成分，可以快速幫助腸胃道消化，泰國菜中就經常使用這些開胃的辛香料。此外，咖哩還能促進血液循環的功效，所以手腳冰冷體質的婦女多吃可以改善，但它會加速子宮收縮，孕婦吃了反而會因太過於活血而引起宮縮不適。

{ 挑選方法 }

現在越來越提倡吃咖哩養生,但是一般即食咖哩的包裝大多是塑膠材質,如果含有塑化劑的話就可能會致癌,或是受到環境荷爾蒙的擾亂,因此盡量避免購買塑膠盛裝的咖哩食材。

咖哩粉是由各種不同的天然食材、辛香料組合而成,但是市場上所賣的罐裝咖哩粉大多是已經調合過的,比較不能確認成分。建議大家可以買單方回家自己調合,比如像薑黃粉、小茴香粉、大茴香粉等等,才能吃得健康又美味喔!

☑ 保存方法

咖哩粉怕受潮,因此不需冷藏,只要放置室內陰涼處即可;咖哩塊因為製作時有加入油脂,因此要放在冰箱冷藏,避免不新鮮。

{ 適合的料理方法 }

婆婆媽媽每到用餐時刻,就煩惱著要煮什麼菜、什麼肉好呢?那麼就來做咖哩大餐吧!不論是海鮮,還是肉類蔬菜的咖哩,只要一些醬汁就可以吃上一大碗飯,真是輕鬆又簡單。煮咖哩的秘訣就是火不要開太大,因為咖哩容易焦掉,以小火慢慢燉滾就可以。

⊕ { 網路小迷思: 咖哩可以治偏頭痛? }

因為咖哩中的薑黃和紅椒粉都含有豐富的水楊酸,水楊酸是阿斯匹靈的主要成分,所以咖哩中的薑黃、紅椒粉、胡荽子成分都可緩和偏頭痛的症狀,但是如果人真的不舒服,建議還是要到醫院就診比較安全。

{ 「食」在小知識：市售咖哩塊的油脂偏高 }

市售的咖哩塊，為了方便凝結成固態，會加入很多油脂，因此熱量變得相當高。此外，油脂如果使用的是氫化油脂或者反式油脂，雖然比較便宜而且保存容易，但是對人體不太健康，而且會傷害到心臟血管。因此，咖哩粉比起咖哩塊而言，算是比較天然的食材，以單方去製作咖哩是比較安心的做法。

健康
密碼

咖哩的神效

天然的咖哩具有非常強的抗氧化功能，它能抑制癌細胞的增生跟轉移。美國約翰霍普金斯大學醫學院研究，發現咖哩中含有兩種非常好的物質，一個是薑黃，一個是胡黃素，研究人員找來五位身上有結腸瘜肉的病患，每天提供三次含有 480 毫克薑黃、20 毫克胡黃素的咖哩，半年之後，這五位病患他們的瘜肉大小還有數量都降低了，數量上平均減少 60%，瘜肉大小也平均縮小 51%。

此外，薑黃素還能降低膽固醇、減少動脈硬化、預防阿茲海默症。不過，薑黃素雖然具有天然的抗發炎成分，但是腸胃炎或胃潰瘍的人吃了這些辛香料反而會受到刺激，所以不可食用過量。

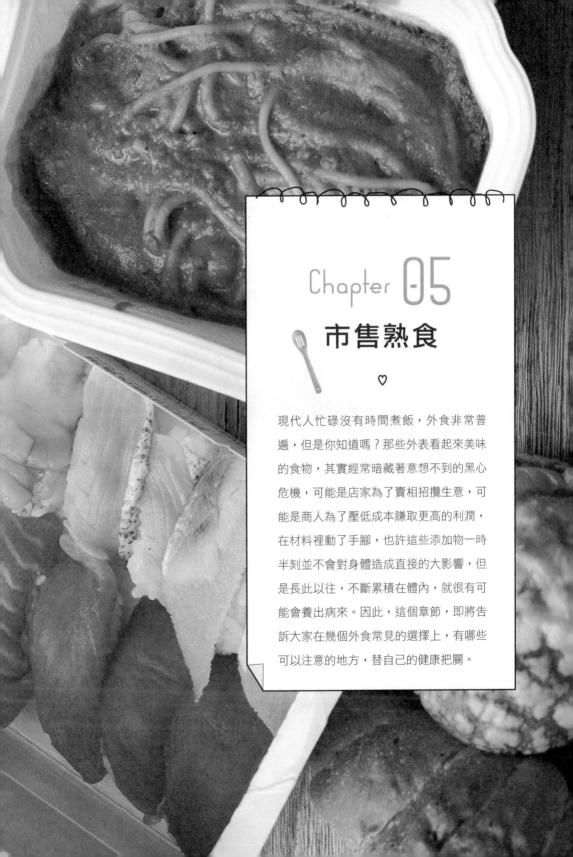

Chapter 05

市售熟食

♡

現代人忙碌沒有時間煮飯，外食非常普遍，但是你知道嗎？那些外表看起來美味的食物，其實經常暗藏著意想不到的黑心危機，可能是店家為了賣相招攬生意，可能是商人為了壓低成本賺取更高的利潤，在材料裡動了手腳，也許這些添加物一時半刻並不會對身體造成直接的大影響，但是長此以往，不斷累積在體內，就很有可能會養出病來。因此，這個章節，即將告訴大家在幾個外食常見的選擇上，有哪些可以注意的地方，替自己的健康把關。

\Century egg/

清肺熱又退火
皮蛋

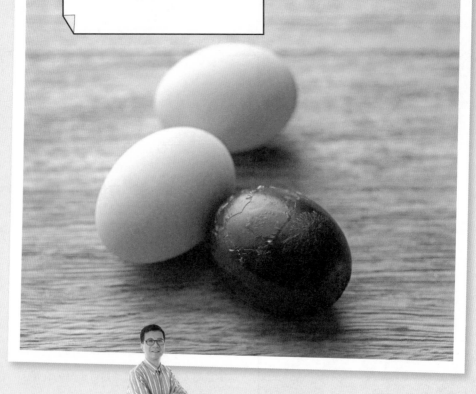

{ 食材特性 }

CNN 曾經報導，皮蛋是全球公認最噁心的十大食物之一，那是因為皮蛋所散發出的臭味、尿味，並非所有人都能接受。而熟成皮蛋上面的胺基酸結晶，那些琥珀色中透著墨綠色的松花紋路，卻被行家評為松花結晶的藝術品，中間溏心的蛋黃，吃起來也極像大閘蟹的蟹膏。晶瑩剔透的皮蛋可以清肺熱、退火，嘴巴破、牙齦腫痛、口舌生瘡都可吃皮蛋，甚至在古代，如果罹患感染性腸胃炎，因為沒有好的抗生素可以抵抗，也是吃皮蛋消炎。

{ 挑選方法 }

一般皮蛋外殼上的斑點叫作金屬斑，主要是因為蛋中含有微量金屬離子元素如銅、鐵等等而呈現出斑點，這些斑點並不代表含鉛量的高低。皮蛋的含鉛量，需要透過儀器的檢驗才能知道，無法只從外觀判斷分辨。

以往在皮蛋鹼化的製作過程中，需加入鉛逐漸堵塞蛋殼氣孔，防止過量的鹼液滲入蛋中。但是現在衛服部規定皮蛋含鉛量須小於 0.3ppm 才算安全皮蛋，因此想要避免買到黑心工廠製作的毒皮蛋，一定要挑選有包裝、有認證、有廠牌。盡量不要去買零散無包裝、沒有寫明製造日期、有效日期、或者無申訴電話那些來路不明的皮蛋。

選購皮蛋時的妙方，只要將皮蛋放在掌心，輕敲後有彈性代表凝結很好；沒有彈性的話裡頭可能就水水的，在鹼化的過程中沒有凝結好，屬於次級品，但並不影響它的新鮮度。

☑ 保存方法

皮蛋不宜放冰箱冷藏，因為蛋殼上有毛細孔，在冰箱中水分很低，水分蒸發之後蛋會變小，或口感變硬，因此只需擺在陰涼通風處即可。一般的紙包裝皮蛋，蛋殼容易破，導致蛋變質、變色不新鮮，需要特別留意。

{ 適合的料理方法 }

皮蛋的蛋黃容易糊掉，先煮過之後可以使蛋黃凝結，因此只要先將皮蛋連殼過水煮 5 至 6 分鐘，就能讓蛋黃凝結。而皮蛋也很適合單獨食用，只需以素蠔油、醬油膏或醋，簡單提味即可。

{ 網路小迷思：**皮蛋是馬尿製作的？** }

製作皮蛋的過程，是將蛋放入鹼水中進行鹼化的作用，而蛋因為含有硫胺基酸，所以在強鹼作用的過程中會產生硫化氫，因此做出來的皮蛋才會產生獨特的臭味及尿味，並非謠傳所稱的使用馬尿製作。

{ 「食」在小知識：**鴨蛋最適合做成皮蛋** }

一般皮蛋都是以鴨蛋為素材製作，因為鴨蛋的毛細孔比較大，而且與雞蛋的蛋白質、蛋黃比例不太一樣，在味道上還是鴨蛋做的皮蛋比較適合。

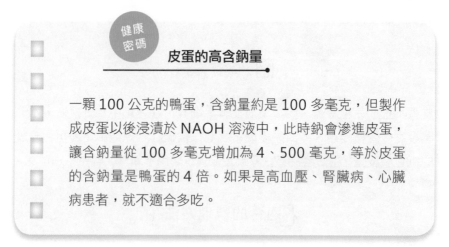

健康密碼　皮蛋的高含鈉量

一顆 100 公克的鴨蛋，含鈉量約是 100 多毫克，但製作成皮蛋以後浸漬於 NAOH 溶液中，此時鈉會滲進皮蛋，讓含鈉量從 100 多毫克增加為 4、500 毫克，等於皮蛋的含鈉量是鴨蛋的 4 倍。如果是高血壓、腎臟病、心臟病患者，就不適合多吃。

\Sushi/

壽司

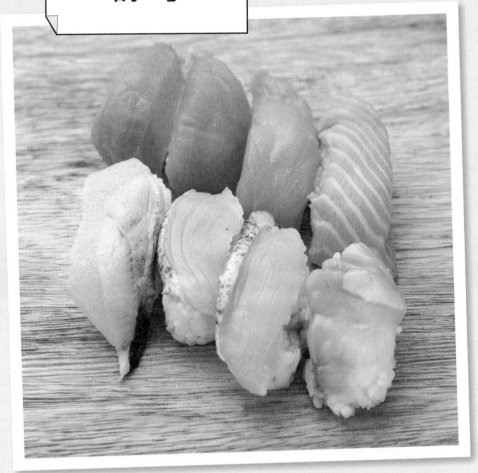

壽司一直深受老饕的喜愛,醋飯加上魚肉、海鮮等配料,口感的層次非常豐富。但是,在海鮮類食材價格高漲之下,壽司的品質參差不一,昂貴的、便宜的落差懸殊,究竟這些海味新不新鮮,又有哪些地方值得我們注意呢?

{ 三招識破海鮮詐騙術 }

美味漁產想要吃得安心又美味，就要知道一些眉角。

❶ 鮭魚卵壽司如何分辨真假？

市面上有些業者只利用海藻酸鈉、氯化鈣、碘酒這些化學物品，就能調出人造鮭魚卵。如果是加了澱粉的人造鮭魚卵，可以滴入碘酒來檢驗，呈現藍紫色，表示加了澱粉。

天然鮭魚卵裡的蛋白質成分非常豐富，將新鮮鮭魚卵放在清水裡一段時間後會開始變模糊，因為鮭魚卵釋放出其中的蛋白質；如果放入熱水後，會產生蛋白質凝結，變得白白的。因此，大家在吃之前，不妨跟店家要一杯熱水來檢驗看看。

❷ 海鮮是否泡過雙氧水漂白？

浸泡過雙氧水的海鮮，可防腐保鮮，顏色變得又白又漂亮，能讓螺肉混充成鮑魚的色澤。但是，雙氧水在高溫之下並不會被破壞，而且泡了雙氧水再洗過之後，海鮮的味道會壓過雙氧水，因此不容易聞出來。建議大家可以跟政府單位索取雙氧水試劑檢驗，如果滴入試劑有變黃色表示有雙氧水漂白殘留，盡量不要食用。

❸ 現撈就代表新鮮嗎？

海鮮要好吃，首重新鮮，有些比較高價的魚類，為了保持新鮮，泡過稀釋的福馬林，因此觀察魚外觀的顏色，並無法保證新鮮。其實，每隻魚都有自己的香味，所以可以將手指從魚的腮部分往魚身裡戳一下，聞一聞手上的味道，如果有腥臭味表示為不新鮮的魚。

如果要吃生食，一定要吃經過冷凍的魚類，而不是從海裡面撈起來就立即食用。為了解決魚身上寄生蟲的危險，基本上會利用冷凍的方式將它去除掉。當我們捕獲的生鮮魚類，不論是海水魚或淡水魚，只要

經過我們規定的冷凍條件，利用負 70 度到 80 度的低溫急速冷凍，寄生蟲很快就會死亡。

{ 沒有非大型魚不吃的必要 }

大魚吃小魚，小魚吃蝦，所以大魚體內累積的重金屬跟環境污染物會比小魚來得高。但是，不要害怕魚類可能殘留重金屬或環境污染物而不吃魚，因為魚所帶來的好處遠大於壞處，而且比起魚肉，魚油、內臟的重金屬比較少。在選購魚類時要注意捕獲的海域，不要只挑單一魚種食用。魚的產量跟口感會造成價錢的差異，只要它是新鮮可食用，其實營養價值都差不多，並非一定要挑名貴的魚種吃。

{ 不能靠芥末殺菌 }

不少人吃生魚片一定要沾芥末，認為可以殺菌，吃了比較不會拉肚子。其實這並非完全正確，新鮮的芥末需和魚肉接觸 30 至 40 分鐘才能殺菌，但是我們通常一口就吃進肚子了。建議大家在食用時只要在嘴裡慢慢嚼，不要狼吞虎嚥，因為我們人體唾液裡有溶菌酶，殺菌的能力遠遠比芥末強得多。

\Bread/

麵包

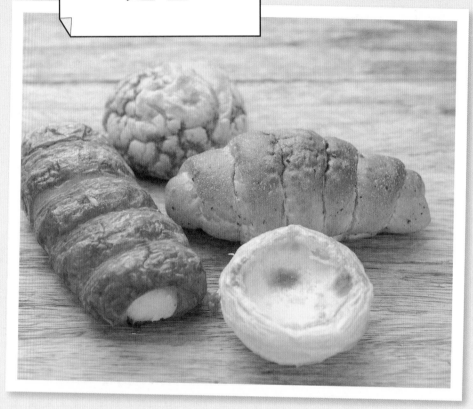

每到了麵包店出爐時間，你是否會被香味四溢的麵包所吸引呢？如果這些麵包散發出香濃的味道，遠在對街都能聞到，那可能是含有人工香精，才能讓味道飄散這麼遠，所以大家挑麵包可不能以為越香越好喔！

{ 拒吃人工添加物的麵包 }

鬆軟可口的麵包人人愛，但是你知道裡面添加哪些化學物質嗎？市面上很多麵包都含有大量酥油，尤其像是可頌類的麵包，幾乎全部都是用油去烤出來的，吃多了對於心臟血管、腦中風、心肌梗塞都有影響。另外，含有餡料的麵包，除了熱量高、油脂高之外，可能還會添加香精跟色素。例如：地瓜麵包，為了呈現出黃澄澄的色澤，因此多少會添加一些色素來增加視覺效果。這些色素、香精吃多了，孩童容易產生過動的傾向，因此與其吃麵包，還不如吃饅頭，添加物相對少一些。

{ 麵包的人工添加物有哪些？ }

❶ **色素**：讓色澤鮮豔
❷ **香精**：增加風味
❸ **乳化劑**：保持麵包新鮮
❹ **改良劑**：幫助發酵、改善口感
❺ **益麵劑**：維持麵包柔軟度

{ 麵包四大地雷，小心快閃開 }

麵包幾乎是日常生活中不可或缺的食物，在這百百款麵包中該怎麼挑選呢？下面就介紹四大地雷麵包，在購買時可要多加留意！

地雷一：吐司含鈉量高，高血壓患者要忌口。
做吐司就必須加鹽巴，因此吐司鈉含量高，吃兩片就超過 1 公克食鹽。以每人每天攝取的鈉含量為 2000 毫克換算，等於 5 公克鹽；未滿 12 歲孩童每日鈉攝取量在 1500 毫克以下。如果每天早餐兩片土司放培根、番茄醬等等，鈉含量就超標了！所以，高血壓患者特別要忌口。

地雷二：法式軟法的反式脂肪，會增加心臟血管疾病的風險。

目前許多檢驗發現法式軟法裡面含有非常多的反式脂肪，現在全世界都已經知道反式脂肪對人類的心臟血管殺傷力是非常大的。反式脂肪是人工製成，人類沒有辦法代謝反式脂肪，就一直累積在血管裡，所以對於中風、心臟血管影響很大。

地雷三：奶酥等夾餡麵包＆甜甜圈，飽和脂肪比例太高，吃一個等同喝一湯匙的沙拉油。

這些麵包的熱量過高，肥胖可以造成非常多的疾病，如糖尿病、心臟血管疾病，肥胖還很容易跟癌症扯上關係。飽和脂肪雖然比反式脂肪稍微好一點，飽和脂肪是天然的，反式脂肪是人工的，但天然的飽和脂肪累積在心血管壁上面也會造成中風、心肌梗塞等症狀。

地雷四：鬆餅＆甜甜圈＆司康，膨鬆劑含鋁，有失智、骨質疏鬆危機。

目前市面的膨鬆劑（泡打粉）有兩種，一種是含鋁的膨鬆劑，一種是不含鋁的膨鬆劑。目前衛生單位檢驗名店 90% 都有含鋁，雖然含鋁，但鋁含量不一定會到讓人變成失智症，所以適量食用應無礙。如果大家為了自己的身體保險而想要降低它的攝取量，則可以選擇不含鋁的膨鬆劑，或者不要選擇這一類的麵包食用。

｛ 水果酵母麵包 ｝

如果想要吃得健康，建議可以吃些天然酵母的麵包，這類酵母一般從水果中培養居多。挑選這類麵包也有一些小撇步：

❶ 天然酵母麵包和一般麵包最大差別在於會有麥香味、果香味。

❷ 用夾子夾，天然酵母麵包比較有分量。分量比較輕的麵包幾乎都是用商業酵母做的，裡面油糖比例也比較高。

❸ 用手壓一下，天然酵母麵包較紮實，Q彈有勁。

市售速發酵母只要養十分鐘就可以直接使用，天然酵母菌要維持在恆溫 25 度，從開始養到完成要七天，雖然費時，但是吃起來安全又安心。

{ 天然酵母製作步驟 }

❶ 無油葡萄乾泡水（煮沸過）。

❷ 葡萄乾：水＝ 1：2

❸ 恆溫 25 度下，放 7 天

❹ 每日攪拌一次

\Hot Pot/

火鍋

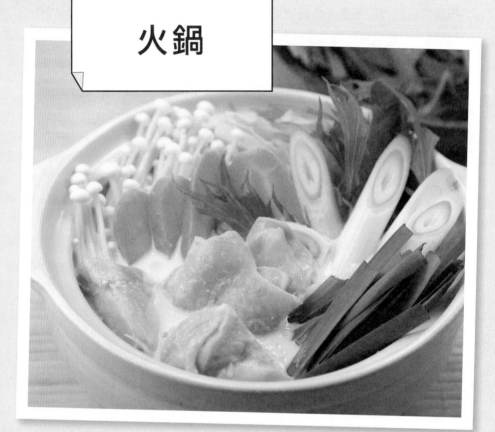

冷颼颼的天氣最適合吃熱騰騰的火鍋了，不過現在即使到了夏天，吃火鍋的人潮也不少，因為許多店家標榜自己的湯底有三、四十種食材，讓人光聽了就很心動。但是，真的有這麼多食材嗎？而且為什麼有時候在外面吃完火鍋，特別容易口乾舌燥呢？瞭解如何分辨真材實料的好湯頭，才不會花錢吃了美味，卻傷了健康。

{ 湯頭鮮甜的秘密 }

我們在料理時，放入一些天然食材去熬煮後，湯頭就會變得很鮮甜。為什麼放了這些食材會出現這種鮮甜味道呢？經過研究發現，裡面的化學物質來自兩類物質，一個叫胺基酸，一個叫核甘酸。

味精就是麩胺酸，如果沒有時間熬煮湯頭，又需要鮮甜味，就把這個胺基酸加進料理中。而核甘酸有很多種，有一種叫肌酐酸的特別容易存在於雞肉、牛肉、柴魚等肉類裡；有一種稱為鳥苷酸的，多是在菇類食物中。因此現在更高級的味精，不單單只放麩胺酸，也會加入所謂的肌酐酸跟鳥苷酸。科學家進一步研究了解，如果是真的由天然食物中萃取的核甘酸或麩胺酸，基本上跟天然食材是沒有差別的，但是如果是化學合成的，那麼吃多就會傷身。

現在的人們知道味精吃多了恐怕造成腎臟負擔，於是改為使用雞湯塊，想讓清湯變雞湯，又沒有時間慢慢熬煮，最簡單的方法就是加入雞湯塊。但是你可能不知道，原來市售的雞湯塊裡大多沒有雞！主要的成分是辛香料的粉末，可能有八角、辣椒或胡椒之類，還有調味料的成分，讓味覺有提鮮的感覺。最後再加入一些所謂的濃縮萃取，雞湯濃縮的粉末在裡面，但是其實很多都是化學合成的物質。因此，建議自己熬煮高湯比較健康。

{ 一分鐘熬出好湯頭 }

將不加鹽的日本壽司海苔片、乾香菇及柴魚片加入調理機打成粉末混合。要烹調時，將自製的高湯粉加入，料理就能很鮮美，因為裡面即含有胺基酸、鳥甘酸跟肌酐酸等成分。

{ 火鍋食材正確吃法 }

我們一般人去吃火鍋，如果是吃到飽的火鍋，通常會去取用較昂貴的食材，所以通常肉品會無限的拿，當肉品、海鮮不斷的放到火鍋湯燙熟，經過一陣子後那鍋湯就變成了尿酸湯，普林濃度非常高。

所以在燙大量的肉跟海鮮之前，應該先把蔬菜燙完先食用，在還沒有大量的肉類下鍋前，基本上湯裡的尿酸、油脂都不是那麼的高。所以吃火鍋時，先將蔬菜簡單燙完先食用是最理想的吃法。

此外，好友聚餐、親人聚會時，我們總是喜歡邊煮火鍋邊聊天，而且一吃就是一兩個小時。這裡建議大家最好採取鴛鴦鍋的方法，一邊燙青菜，一邊燙肉類。因為蔬菜會有亞硝鹽類的成分，主要是化學肥料的關係，讓化學肥料氮肥分解形成亞硝酸鹽，如果肉下去一起煮，肉是蛋白質胺基酸，而亞硝酸鹽類跟肉的蛋白質會形成亞硝胺致癌物質。另外，國內學者專家研究過，如果火鍋連續煮到 30 分鐘後，開始釋放出化學物質亞硝胺，如果吃超過 50 分鐘就會增加到 10 倍。所以燙青菜最好是 30 分鐘之前燙完，之後馬上喝湯，30 分鐘之後的湯就不要多喝。

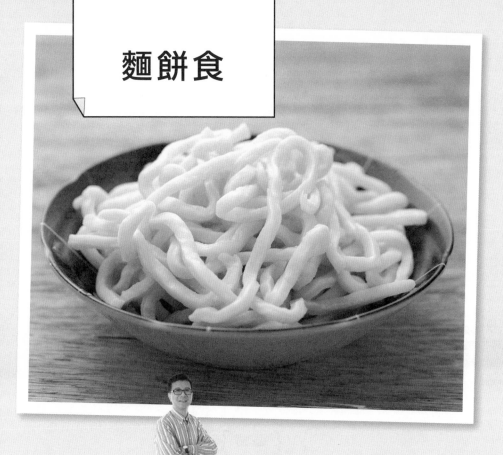

麵餅食

{ 餅食 }

喜好餅食的人可不少，蔥油餅、蛋餅、潤餅⋯⋯，吃起來豐富美味，又有飽足感。但是這些包菜夾蛋的餅皮裡，如果不是自己製作的，小心暗藏危機。傳統潤餅皮原料就是水、鹽、麵粉，但是卻有不肖商人為了增加賣相，添加了不好的化學物質「吊白塊」。什麼是吊白塊呢？次硫酸氫鈉甲醛，原料就是福馬林，是一級致癌物，可以防腐的原因是因為連細菌都無法生存。水、甲醛調和的福馬林若加到潤餅皮裡，會再加入亞硫酸氫鈉就變成次硫酸氫鈉，這時的福馬林的味道就會不見，它的好處就是使潤餅皮不容易破。

吊白塊只要在 60 度以上的高溫，就會釋放出甲醛和二氧化硫，會誘發氣喘還可能會致癌。因為它的毒性高，全世界都禁用，那麼我們如何辨別潤餅皮是否有添加吊白塊呢？沒有添加福馬林吊白塊的潤餅皮，看起來會比較厚，色澤呈乳白色；如果添加吊白塊的潤餅皮，皮會比較薄，色澤會比較白亮而且更不容易破。在家可以自己做一下吊白塊測試，以碘酒試驗，有添加吊白塊的潤餅皮，在滴入碘酒後，碘酒的顏色會消失。

{ 辨識無毒潤餅皮 }

看：顏色偏黃，不是純白色。
聞：因為是麵粉做的所以會有麥香麵粉味。
摸：餅皮拉扯容易破。

{ 麵食 }

麵條是用麵粉做的，原色應該是淡淡的麥香乳白色。但在麵粉裡加入水及鹼水、鹽去攪拌後打出 Q 度就是傳統的油麵，過程裡黃的顏色會越來越增加，所以，黃麵越黃，表示鹼度較高。正常的油麵顏色應該是淺灰色的，如果發現油麵的顏色太黃，表示裡頭可能有添加色素或是強鹼鹼度太高。此外，有些不肖業者還會加硼砂以增加 Q 彈度，因此油麵如果吃得太多，容易使腸胃不適，對健康比較有負擔。

除了化學添加物之外，麵條裡的鈉含量也過多，容易造成腎臟負擔。根據中央研究院調查發現，一般市售拉麵（白麵）每 100 公克的含鈉量到 429 毫克；油麵每 100 公克的含鈉量約 894 毫克。油麵的含鈉量

更高，是因為鹼化過程中，在麵條成分裡加了鹼油，而鹼油裡面也是含鹽，因此含鈉量高。另外，一般麵線在製程中添加了食鹽，每 100 公克的含鈉量達到 2834 毫克，所以最好購買不加鹽的麵線。鈉其實對身體影響很大，目前知道高血壓、心臟疾病都跟鈉有關係，所以攝取鈉含量一定要下降。

{ 根據國民營養調查，19 到 64 歲的國人，從加工或調理食品中攝取的鈉含量 }

第一名：油麵與麵線佔 18.2%
第二名：香腸、火腿、炸雞等家禽牽肉類佔 14.1%
第三名：包子與餃子佔 9.5%
第四名：醃漬類食物佔 9.4%
第五名：泡麵佔 7.6%

{ 挑選方法 }

那麼，怎麼挑選品質好的麵呢？首選乾麵，因為濕麵難保存而且容易生霉。日曬麵有油耗味，其實成分比較天然。如果選擇有包裝的麵條，要注意是否為非基因改造的原材，要有清楚標示成分。有顏色的麵條，如果是均一的顏色，可能會有添加色素的風險。另外，好的手工麵在下鍋時會沈於鍋底，且要花費較多的時間才能煮熟。

\Tofu/

百搭防癌食材

豆腐

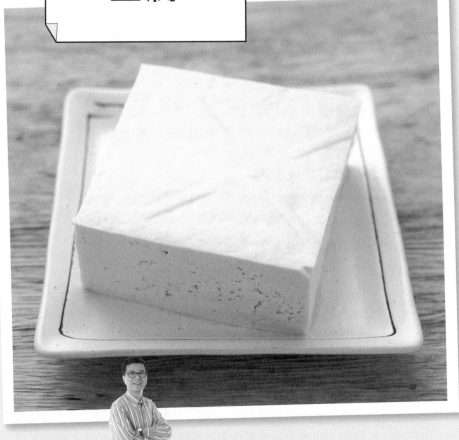

{ 食材特性 }

軟嫩順口的豆腐，有著香濃的豆香，一口吃下讓人齒頰留香。而這白白淨淨的豆腐，是由黃豆所製成，富含大豆卵磷脂還有優質的植物性蛋白質，可以降低心血管方面的疾病，降低脂肪肝的機會。另外，還含有大豆異黃酮，女性吃黃豆製品可降低子宮內膜癌、卵巢癌、乳癌的風險；男性吃黃豆製品可降低攝護腺癌的風險，可以說是每個人都適合吃的好食材。

{ 挑選方法 }

豆腐種類千百種，挑選有撇步，從外觀觀察，豆腐本身的結構要紮實。如果黃豆豆漿成分夠，製成的豆腐顏色會比較黃。傳統的百頁豆腐俗稱千張，是一層層堆疊出來，但是現在的百頁豆腐則是用大豆分離蛋白去煮過，再添加了很多調味料和防腐劑，猶如化學白磚。因此還是建議大家選用凍豆腐最健康，因為它還是用傳統豆腐製成。

{ 適合的料理方法 }

一般我們常見的豆腐製法有兩種，鹽滷豆腐口感有稍稍的苦甘味，保水低；石膏豆腐口感帶甜，保水高。可以依照個人喜好來入菜，不過在烹調豆腐時，可先將豆腐在加入少許鹽的熱水中氽燙，讓豆腐容易入味。

{ 網路小迷思：豆腐熱量低，多吃無害？ }

我們都誤以為豆腐沒什麼熱量，但是如果吃到百頁豆腐，熱量可是比較高的，因為有加入沙拉油、糖分，所以每 100 公克約含 200 大卡的熱量。也就是說，不是每種豆腐製品的熱量都低，還是要視製作原料而定。

{ 「食」在小知識：吃豆腐吃不到黃豆！？ }

市面上有許多豆腐製品，一般以為豆腐就是含有黃豆、含有鈣質，這是一個錯誤的美麗認知，舉例來說：

❶ 黃豆含量少的豆製產品：杏仁豆腐、蛋豆腐、雞蛋豆腐。
❷ 鈣質含量少的豆製產品：嫩豆腐、火鍋豆腐、湯豆腐。

而且黃豆製品並非黃豆本身含鈣，而是添加的凝固劑含有硫酸鈣，例如鹽滷豆腐 100 公克中就有 130 毫克的鈣。因此如果凝固劑是用檸檬酸類酯，幾乎沒有鈣的成分，例如嫩豆腐大約只有 10 毫克的鈣。

健康
密碼

豆腐什麼人能吃呢？

豆腐經過加熱後，已使引起腸胃道不適的皂素消失。在經過濾渣後已沒有豆渣，所以不會引起腹脹、腹瀉。但是如果大量食用豆腐，攝入過多的植物性蛋白質，會促使肝、腎功能衰退。此外，有痛風病史的人是可以吃豆類食品或豆腐。

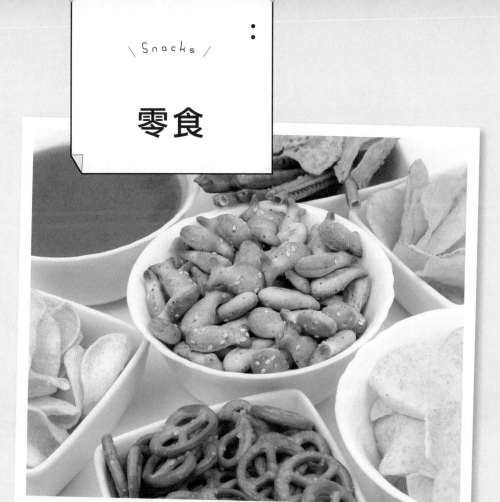

\Snacks/

零食

説到零食,大人小孩都愛吃,而且是一片接一片有夠「涮嘴」,但是琳瑯滿目的零食吃多了可是會上癮,就像慢性中毒一樣。現在市面上零食到底添加了哪些化學物質,會造成大家所擔心的氣喘、過敏、甚至嚴重的癌症呢?

{ 讓人上癮的色素 }

現在大部分深色的餅乾、糖果都加了焦糖黑色素，這種色素含有 4- 甲基咪唑，會導致肺癌、甲狀腺癌、肝癌。目前焦糖黑色素在食品界裡面是一個合法添加物，像可樂、醬油、黑糖饅頭裡也會含有焦糖黑色素。有個研究說這些含焦糖色素的餅乾零食，會讓你得到的愉悅甚於毒品帶來的愉悅，它更容易激活神經元，雖然一天是少量的吃，每一天都會繼續想吃，因為它會讓你很快樂，所以戒零食餅乾會比較困難。

此外，還有黃色四號 (人工合成色素)，也是合法但仍有安全疑慮的添加物，這也是零食中常見的人工色素。它以石油工業產物「煤焦」為原料合成，就是俗稱的檸檬黃，是偶氮類的酸性染料，毒性強，有致癌性的隱憂，還會引起蕁麻疹、氣喘、過敏。

{ 人工甘味劑少吃為妙 }

口香糖原來會使用一種天然的原料糖膠素，但是價格比較高，因此為了節省成本，會添加人工甘味劑，如糖精、阿斯巴甜，長期以來對身體會有一定的傷害性，如暈眩、頭痛、癲癇、月經不順等等。此外，有些口香糖還可以吹好大的泡泡，主要因為添加石化產品增強延展性，甚至會放香精跟色素，以及抗氧化劑叫 BHT 二丁基羥基甲苯，雖然目前是合法，但也有致癌的疑慮。

若是有苯丙酮尿病患者，因為先天性的 DNA 產生了異常，沒有辦法代謝苯丙酮酸，因此也要非常小心不要誤食阿斯巴甜，以免影響代謝功能，讓智商急遽的下降。

{ 學會看標示，為健康把關 }

想要吃零食就要學會看成分，才能為小孩健康把關！通常零食上面的成分標示，含量越多的要列在最前面。

常見的餅乾成分內容標示如下：

棕櫚油：屬於飽和油，對於心臟血管是不好的。

玉米澱粉：利用它將口感改變，但升糖指數稍微高了些。

果糖糖漿：會造成我們肝臟代謝功能下降，會產生三酸甘油脂過高、膽固醇過高、尿酸過高等情況。

膨鬆劑：口感吃起來比較鬆軟。

食用色素：會導致小孩有過動的傾向。

此外，現在也標榜吃烘焙洋芋片感覺比較健康，但是事實上並沒有比較減卡，有時攝取這些減卡減脂的零食，腦部的飽足中樞並沒有感受到，反而會吃得更多。

\Breakfast/

早餐

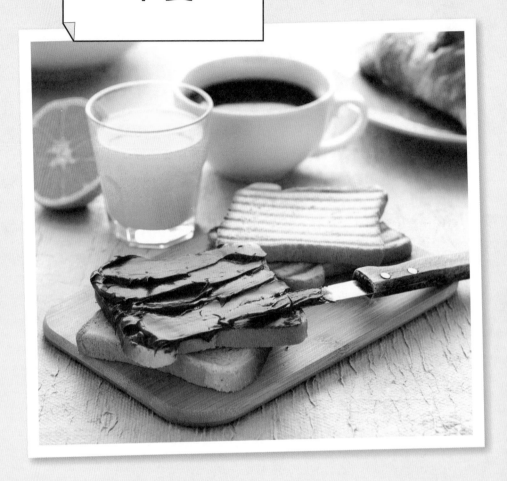

「一日之計在於晨」，吃早餐是一天活力的開始，因此早餐是很重要的！但是到底該吃什麼才符合營養均衡呢？

｛ 中式早餐 ｝

市場裡擺滿了菜瓜、脆瓜、筍干、豆棗，各種醃漬的中式早餐，真是好吃到不行，這些配料究竟安不安全呢？

❶ 醬菜類

一般罐頭如果沒有開封的話，它的有效期限約兩年，但醬菜開封後，保存期就只有三個月。再加上存放地點不對，品質也會受影響，例如醬菜放冰箱門邊，會因為冰箱冷藏溫度不夠，使醬菜更快腐壞。

罐頭中常用的檸檬酸，其實是一個非常安全的東西，因為我們身體所有的能量都要經過檸檬酸循環，叫克式循環 Krebs Cycle，它是酸味的來源，也是天然防腐劑，在食品界裡面的添加幾乎達到 70%。但是如果我們每天都攝取過量，就會產生問題。它在身體裡面會促進鈣離子的代謝，大人每天吃這種醃漬品吃太多，就比較容易抽筋，小孩子吃太多就會過動、不專心。日本人因為醃漬食品吃太多，所以胃癌率居高不下，因此建議大家要少吃。

❷ 豆棗

豆棗是黃豆製成，還加入沙拉油、砂糖、麥芽糖，吃起來雖然甜滋滋的，但是吃多了可不健康，因為它還添加了苯甲酸來防腐，保存期居然有 180 天。如果從菜市場買回來，沒有放進冰箱冷藏而放在常溫常壓下，隔個二、三天都不會壞，這代表大自然的細菌都不吃它，可能就是這食物有問題。

此外，一般黃豆製品拿來油炸之後的顏色絕對不是黃褐色，所以要添加食用色素黃色 5 號調成黃褐色，吃多了容易對肝腎造成很大的影響。

❸ 肉鬆

肉鬆如果用純肉做的，成本會較高。肉是屬於蛋白質類的東西，所以它最容易取代的就是豆粉，豆粉就是蛋白質，因此有些店家會將肉鬆裡摻入蛋白質的豆粉，以節省成本。

{ 自製肉鬆 }

將熬湯剩下的雞肉剝成絲，加油炒過之後，放一點醬油與糖，小火慢炒20 分鐘，讓水分收乾即可。

{ 西式早餐 }

早上總是匆匆忙忙趕上班，沒時間在家做早餐，因此早餐店裡買個漢堡、三明治就打發了最重要的早餐，這樣吃健不健康呢？

❶ 抹醬

為了增加口感，常見早餐店的美乃滋抹醬，不僅高糖高鹽，油量也很高，屬高油脂的東西，甚至可能有反式脂肪，以及很多的飽和脂肪。因為不飽和脂肪非常容易氧化，氧化程度太快容易有油耗味，而早餐店裡的抹醬大多沒有冷藏，因此也要添加防腐劑，這對身體殺傷力也不小。

目前國民飲食的油脂攝取比例太高，正常每日油脂攝取量約 20 ～ 30% 左右，但現在都會攝取過高達到 30 ～ 40%，所以應該要降低油的攝取量，建議大家少吃這類抹醬。

❷ 奶酥

奶酥如果是純奶油，它的調味料跟防腐劑可能就會比抹醬少一些，高糖高鹽的情況也會比較少。但是純奶油的動物性油脂，它的飽和脂肪還是非常的高，建議不要攝取太多。

③ 果醬

以為吃果醬會比奶酥熱量低嗎？一般市售果醬為了口感以及保存期限，都會添加一些化學物質，例如：高果糖糖漿、阿斯巴甜等人工糖甜味劑，所以吃起來雖然有甜味，但是卻缺少了天然的果香味。建議大家澎湃的早餐自己做還是最健康的！

{ 市售果醬 VS 手工果醬 }

❶ 保存期限：市售果醬一定有加防腐劑；手工果醬只利用糖熬煮，而糖的作用就是可以防腐。

❷ 看內容標示：

甜味：市售果醬會加高果糖漿、阿斯巴甜；手工果醬使用冰糖、砂糖。

酸味：市售果醬來自檸檬酸、蘋果酸；手工果醬來自檸檬汁、金桔汁。

膠類：市售果醬加入吉利丁、洋菜粉；手工果醬運用果膠最多的水果，如蘋果、棗子。

色素：水果經過熬煮後顏色都會改變，通常顏色會比較暗。如果果醬顏色太鮮豔，就是添加食用色素增色；手工果醬則無添加。

❸ 看果醬：市售果醬以果泥為主，透明果凍狀多；手工果醬的果肉率則在 70% 以上。

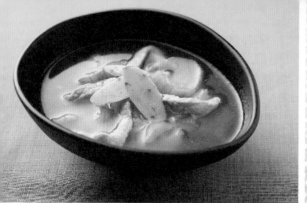
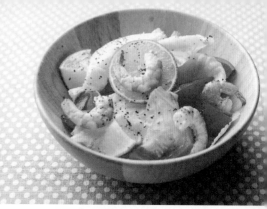
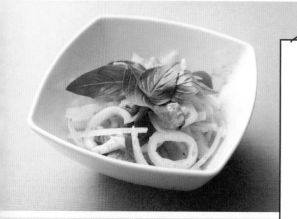
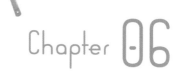

Chapter **06**

一週美味菜單，
30 分鐘健康上桌

♡

這個章節將由知名的料理家 JOYCE 老師，
根據本書所介紹的食材以及最合適的烹飪
方式，精心設計出 28 道料理新手也能一
次成功的美味健康料理，跟著食譜照做，
讓你一週菜單免煩惱。

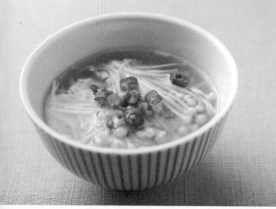
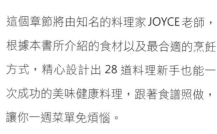
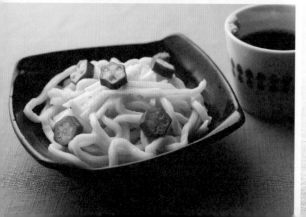
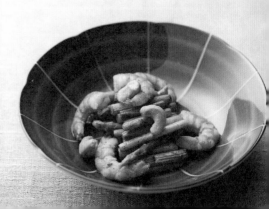

\JOYCE/

食譜設計 · 料理家

郭靜黛 老師

目前開辦料理教室「Joyce's Playing 玩味食課」，教授各式料理，除了精擅的義法料理，近年更不斷推廣日式家常料理，以及各種自創研發的創意料理，深受歡迎。出版著作有《走進日本人的家，學做道地家常菜：Joyce 老師 82 道暖心媽媽味，讓你一次搞懂關東、關西、中部的料理與文化。》、《Joyce 醬做料理：小廚娘偷吃步，學會鹽麴醬、咖哩醬、白醬、紅醬、義式肉醬，365 天不重複的幸福口感。》、《玩味廚房 Joyce's Playing：餐桌上的美味人生》。

星期一 / MONDAY	海鮮咖哩冬粉 · 涼拌海帶芽小黃瓜 · 辣炒馬鈴薯絲 · 肉絲絲瓜湯
星期二 / TUESDAY	山藥烏龍麵 · 蔥爆雞 · 烤筊白筍 · 金針菇味噌湯
星期三 / WEDNESDAY	枸杞子地瓜葉 · 塔香竹筍雞肉餅 · 馬鈴薯蘋果沙拉 · 冬瓜魚片湯
星期四 / THURSDAY	烤雞胸佐萵苣 · 蝦醬空心菜 · 酥炸蛋佐甜醬汁 · 蘿蔔味噌湯
星期五 / FRIDAY	泰式炒高麗菜 · 南瓜燉肉 · 鮮蝦萵苣沙拉 · 玉米海帶湯
星期六 / SATURDAY	魩仔魚莧菜 · 涼拌海鮮青木瓜 · 蒜片鳳梨雞腿排 · 蓮藕排骨湯
星期日 / SUNDAY	豆芽沙拉 · 玉米烘蛋餅 · 蝦仁腰果炒蘆筍 · 花椰菜濃湯

{ 海鮮咖哩冬粉 }

材料 (四人份)

蛤蠣 …… 32 顆
透抽 (小)‧1 隻
冬粉 …… 2 把
蒜末 …… 2 瓣
辣椒 …… 1 支 (不吃辣者不需放入)
蔥 ……… 2 支
蛋黃 …… 2 顆

調味料

咖哩粉 … 1 大匙
鹽 ……… 1 小匙
醬油 …… 1 大匙

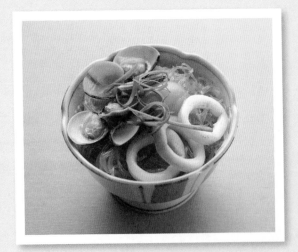

做法

① 鍋裡放入 300ml 的水，煮滾後放入蛤蠣，一開口即撈出蛤蠣，將蛤蠣與煮蛤蠣的精華湯汁分開備用。

② 乾鍋炒香咖哩粉，備用。

③ 將蔥分切成蔥白和蔥綠，均切段。辣椒切末。透抽切成約 0.7cm 寬的圈狀。

④ 鍋內放入沙拉油，續入蒜末、蔥白與辣椒末爆香，再放入透抽，略炒後將透抽盛出備用。

⑤ 將冬粉與步驟 1 的精華湯汁放入鍋內，加入步驟 2，煮約 2~3 分鐘。

⑥ 放入蔥綠略煮後，放入步驟 4、醬油與蛤蠣，翻炒，如太乾則可再加少許高湯，以鹽調味。

⑦ 待冬粉煮軟後盛盤，加上生蛋黃即可上桌。

材料 (四人份)

乾海帶芽 ‥‥‥ 20g
小黃瓜 ‥‥‥‥ 2 條
白芝麻 ‥‥‥‥ 少許

MONDAY

{ 涼拌海帶芽小黃瓜 }

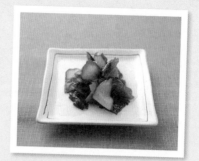

調味料

白醋 ‥‥‥‥‥ 3 大匙
淡口醬油 ‥‥‥ 1.5 大匙
日式高湯 ‥‥‥ 3 大匙
芝麻油 ‥‥‥‥ 少許

做法

1. 將乾海帶芽以水洗淨後，泡在水中至軟，擠乾水分備用。
2. 將小黃瓜切薄片，以少許鹽抓或搓揉，靜置約 5 分鐘後，以清水沖洗，擠乾水分。
3. 將所有調味料放入調理碗，拌勻備用。
4. 將海帶芽與小黃瓜泡入步驟 3 中約 15 分鐘。
5. 略擠乾醋汁後盛盤，撒少許白芝麻與芝麻油即可上桌。

材料 (四人份)

馬鈴薯 ‥‥‥‥ 2 顆
乾辣椒 ‥‥‥‥ 3~4 條
蔥 ‥‥‥‥‥‥ 1 支

MONDAY

{ 辣炒馬鈴薯絲 }

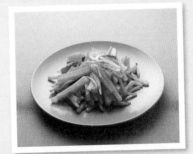

調味料

鹽 ‥‥‥‥‥‥ 1/2~1/3 小匙
醬油 ‥‥‥‥‥ 1 大匙
香油 ‥‥‥‥‥ 1 小匙
辣椒油 (紅油)・1 小匙
花椒油 ‥‥‥‥ 1 小匙

做法

1. 將馬鈴薯去皮後切絲，泡在水中約 10 分鐘後，撈出瀝乾備用。
2. 鍋內放入沙拉油後，放入乾辣椒與蔥段爆香。
3. 續入馬鈴薯絲，大火拌炒，以鹽與醬油調味。
4. 起鍋前放入香油、紅油與花椒油拌勻即可上桌。

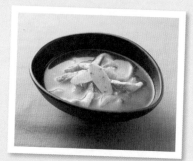

MONDAY

{ 肉絲絲瓜湯 }

材料（四人份）

豬肉絲 ········ 200g
太白粉 ········ 1 小匙
絲瓜 ·········· 1 條
（切片或切細條均可）
薑 ············· 2~3 片
蝦皮 ·········· 1 大匙
高湯 ·········· 600ml

調味料

白胡椒粉 ····· 少許
香油 ·········· 少許

做法

1. 將豬肉絲放入調理碗，加入 1 小匙的水與太白粉抓醃豬肉絲，靜置約 10 分鐘。
2. 將絲瓜切成片狀或細條狀。
3. 湯鍋內放入少許油，續入薑片爆香。再放入豬肉絲與蝦皮拌炒。
4. 放入絲瓜略炒後，續入高湯（或水），煮至絲瓜軟即可。
5. 盛碗後，撒上少許白胡椒粉與香油即可。

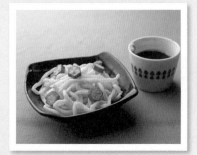

TUESDAY

{ 山藥烏龍麵 }

材料（四人份）

山藥 ·········· 200g
秋葵 ·········· 6 支
冷凍烏龍麵 ·· 4 份
薑泥 ·········· 1 小匙
綠芥末 ········ 適量
七味粉 ········ 少許
海苔絲 ········ 少許

調味料

柴魚醬油 ····· 2 杯
（市售為濃縮製作，請按標示稀釋）
白醋（或黑醋）· 2 大匙

做法

1. 將秋葵燙熟後，輪切為片狀備用。
2. 將 2/3 的山藥磨成泥，1/3 切成細絲。
3. 冷凍烏龍麵以滾水加熱至解凍後，放入冷水盆中沖洗表面黏液。
4. 冷烏龍麵盛盤後，山藥與秋葵置上，海苔絲、薑泥與芥末放在旁邊。
5. 將柴魚醬油與白醋調和成醬汁，一起上桌。

{ 蔥爆雞 }

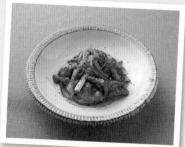

材料（四人份）

去骨雞腿肉‥ 2 隻
洋蔥 ………… 1 顆（切絲）
蔥 ………… 4~5 支（切段）
蒜頭 ……… 2~3 瓣（切片）
辣椒 ……… 1~2 支（切片）

調味料

醬油 ……… 3 大匙
糖 ………… 2 小匙
米酒 ……… 2 大匙
香油 ……… 少許
黑胡椒 …… 1/2 小匙

醃料
太白粉 …… 2 小匙
米酒 ……… 2 小匙
蛋白 ……… 2 小匙
醬油 ……… 2 小匙

做法

❶ 將雞腿肉切成一口大小後放入醃料，醃漬約 10~15 分鐘。
❷ 倒油熱鍋後，以中火炒軟洋蔥絲。
❸ 轉大火，放入蔥段、蒜片、辣椒。
❹ 續入雞腿肉，以大火快速翻炒。
❺ 放入所有調味料（除了香油）和 2~3 大匙的水翻炒。
❻ 起鍋前放入香油與黑胡椒即可。

{ 烤筊白筍 }

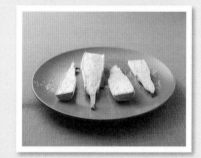

材料（四人份）

筊白筍 ……… 8 支
奶油 ………… 適量

調味料

鹽 ………… 適量
黑胡椒 ……… 少許

做法

❶ 將筊白筍切除硬殼，洗淨後瀝乾。
❷ 將烤箱以 190 度預熱。
❸ 筊白筍塗上少許奶油後，放在烤盤上，放入烤箱烤約 10 分鐘。
❹ 撒少許鹽及黑胡椒即可盛盤。

材料（四人份）

金針菇 ……… 1 包
高湯 ………… 1000ml
蔥末 ……… 少許

調味料

味噌 ………… 3 大匙

{ 金針菇味噌湯 }

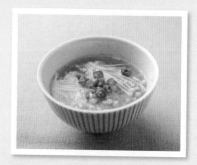

做法

① 將高湯放入鍋中煮滾。
② 金針菇切成長段，放入高湯中煮軟。
③ 將味噌溶入湯中後即可熄火。
④ 盛碗後撒上蔥花。

材料（四人份）

地瓜葉 ……… 200g
枸杞子 ……… 20g
薑絲 ………… 少許

調味料

麻油 ………… 3 大匙
鹽 ………… 1/2 小匙

{ 枸杞子地瓜葉 }

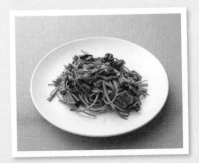

做法

① 枸杞子以溫水泡著，備用。
② 熱鍋後，放入麻油加熱，先入薑絲爆香。
③ 將枸杞子擠乾水分。放入地瓜葉與枸杞子同炒。
④ 加入少許泡枸杞子的水拌炒，起鍋前以鹽調味即可。

{ 塔香竹筍雞肉餅 }

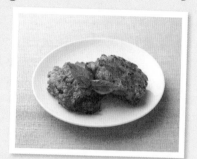

材料 (四人份)

竹筍	80g
雞絞肉	240g
九層塔	10g
高湯	200ml

拌肉料
蛋白	1 顆
太白粉 (或麵粉)	2 小匙
醬油	2 小匙

調味料

醬油	2 小匙

做法

1. 竹筍燙熟後切成丁塊。
2. 在調理碗中放入雞絞肉、竹筍丁與所有拌肉料,攪拌均勻。
3. 將雞肉分成八等份,先搓圓再稍微壓扁。
4. 平底鍋熱後倒入油,雞肉餅放入兩面煎至金黃。
5. 加入高湯與醬油,燒至略乾後起鍋。
6. 九層塔放在雞肉餅上即可。

{ 馬鈴薯蘋果沙拉 }

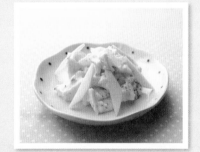

材料 (四人份)

馬鈴薯	2 顆
蘋果	2 顆
洋蔥	半顆

調味料

沙拉醬	2~3 大匙
米醋	1 小匙
鹽	1/2 小匙
黑胡椒	1/4 小匙

做法

1. 將馬鈴薯煮熟後,搗成泥狀,留有小顆粒也沒關係,可增加口感。
2. 蘋果去核切丁,泡於鹽水中 5 分鐘。
3. 洋蔥泡於冷水中 10 分鐘,瀝乾,切成小丁塊。
4. 將馬鈴薯泥、蘋果丁、洋蔥末放入調理碗,加入所有調味料,拌勻即可。

Chapter.6 — 週美味菜單 · 30 分鐘健康上桌

WEDNESDAY

{ 冬瓜魚片湯 }

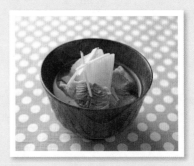

材料（四人份）

冬瓜 ····················· 600g
冷凍鯛魚片 ·········· 400g
薑絲 ····················· 少許

調味料

鹽 ······················· 2 小匙

做法

① 將冬瓜洗淨去皮切塊，加適量水放入鍋中，以小火燉軟。
② 續入鯛魚片及薑絲，煮熟後，以鹽調味即可。

THURSDAY

{ 烤雞胸佐萵苣 }

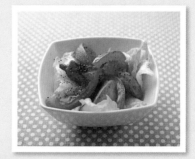

材料（四人份）

雞胸肉 ················· 600g
萵苣 ····················· 半顆
番茄 ····················· 2 顆
橄欖油 ················· 1 大匙

調味料

初榨橄欖油 ·········· 3 大匙
義大利巴薩米可醋 · 3 大匙
鹽 ······················· 適量
黑胡椒 ················· 少許

做法

① 將雞胸肉比較厚的部位，劃出刀口，抹上少許橄欖油，再撒鹽及黑胡椒。
② 將鐵烤盤或鐵鍋加熱至高溫後，放少許油，將雞胸肉兩面煎至上色或有深色烤痕。
③ 以錫箔紙將雞胸肉包覆，運用餘溫加熱熟至中心點。
④ 萵苣切比一口大小略大，番茄切片，放入碗中。
⑤ 倒入初榨橄欖油與巴薩米克醋於沙拉碗中，撒上少許鹽及黑胡椒，拌勻。
⑥ 將雞胸肉切成小塊或條狀，與萵苣沙拉拌勻即可。

材料（四人份）

空心菜 ‥‥‥‥ 500g
辣椒 ‥‥‥‥‥ 1 支（去籽切絲）

調味料

蝦醬 ‥‥‥‥‥ 2 小匙

THURSDAY

{ 蝦醬空心菜 }

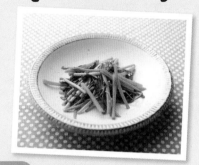

做法

1. 將空心菜分切成菜梗和菜葉，均切成段。
2. 熱鍋後，倒入沙拉油。先倒入一半分量的蝦醬，以熱油略微炒開。
3. 放入空心菜梗，略炒後，再放入菜葉部分。
4. 續入剩下的蝦醬，快速拌炒。
5. 起鍋前放入辣椒絲即可。

材料（四人份）

雞蛋 ‥‥‥‥‥ 4 顆
洋蔥 ‥‥‥‥‥ 半顆（切細絲）
麵粉 ‥‥‥‥‥ 適量

調味料

泰式甜醬汁 ‥ 2 小匙
（超市有售，為紅色的醬汁，有大量
辣椒末摻入其中，但卻是甜醬汁，
經常與海鮮涼拌。）

THURSDAY

{ 酥炸蛋佐甜醬汁 }

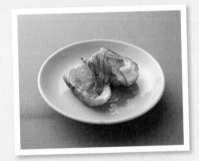

做法

1. 將雞蛋放入滾水中煮熟，剝殼備用。
2. 準備炸油，放入鍋中加熱至約 180 度。
3. 水煮蛋沾一點水，沾裹麵粉。
4. 放入炸油中炸約 1~2 分鐘或至表面呈金黃色。
5. 洋蔥絲也放入炸至金黃色。
6. 將酥炸蛋對切，炸洋蔥絲擺中間，淋上甜醬汁即可。

{ 蘿蔔味噌湯 }

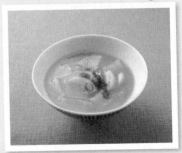

材料（四人份）

白蘿蔔 ···· 600g
高湯 ······· 800~900ml
蔥末 ······· 少許

調味料

味噌 ······ 3 大匙

做法

① 將白蘿蔔切片，在洗米水中汆燙去除澀味，撈起備用。
② 將高湯放入鍋中煮滾。
③ 將步驟 1 放入高湯中煮軟。
④ 將味噌溶入湯中後即可熄火。
⑤ 盛碗後撒上蔥花。

{ 泰式炒高麗菜 }

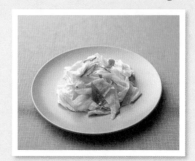

材料（四人份）

高麗菜 ···· 半顆
紅辣椒 ···· 1 支

調味料

魚露 ······· 1.5 大匙
(或視品牌口味增減)

做法

① 將紅辣椒去籽切絲備用。高麗菜切成適當大小。
② 熱鍋，放入油，大火加熱。
③ 油熱至冒煙時，放入高麗菜，快速翻炒。
④ 加入魚露 (量多至可嚐出菜餚的鹹度)。
⑤ 起鍋前加入辣椒絲即可。

材料 (四人份)

日本種栗南瓜 … 1 顆 (約 400g)
梅花豬肉塊 …… 300g
蔥 …………… 1 支
薑 …………… 1 塊

調味料

醬油 ………… 3 大匙
酒 …………… 1 大匙
糖 …………… 1 大匙

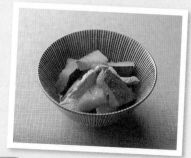

FRIDAY

{ **南瓜燉肉** }

做法

1 南瓜洗淨留皮，切塊備用。
2 燉鍋內倒油加熱，放入蔥段、薑片爆香。
3 放入豬肉塊翻炒，加入 350ml 水，蓋上鍋蓋，燉煮約 15 分鐘。
4 續入南瓜塊、醬油、酒、糖，燉煮約 15 分鐘即可。
（以上燉煮時間為使用鑄鐵鍋的時間。）

材料 (四人份)

鮮蝦 ………… 12 隻
萵苣 ………… 半顆
番茄 ………… 1 顆

調味料

初榨橄欖油 …… 2 大匙
檸檬汁 ………… 10ml
鹽 …………… 適量
黑胡椒 ……… 少許

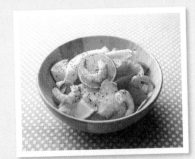

FRIDAY

{ **鮮蝦萵苣沙拉** }

做法

1 將鮮蝦去殼，放入滾水中燙熟，取出放涼備用。
2 調理碗中放入橄欖油、檸檬汁、鹽及黑胡椒，拌勻備用。
3 番茄切成一口大小。
4 將鮮蝦、萵苣與番茄放入沙拉碗中，食用之前才放入醬汁。

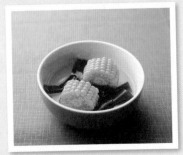

FRIDAY

{ 玉米海帶湯 }

材料（四人份）

玉米 ⋯⋯⋯⋯⋯ 2 根
市售海帶結 ⋯⋯ 16 個
大骨或雞骨湯 ⋯ 1000ml

調味料

鹽 ⋯⋯⋯⋯⋯ 1 小匙

做法

❶ 將玉米切成 3cm 的段狀，放入高湯中，煮約 15 分鐘。
❷ 續入海帶結，煮約 10 分鐘。
❸ 起鍋前以鹽調味即可。

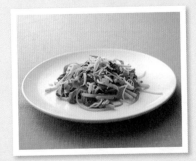

SATURDAY

{ 魩仔魚莧菜 }

材料（四人份）

魩仔魚 ⋯⋯⋯⋯ 100g
莧菜 ⋯⋯⋯⋯⋯ 400g
蒜頭 ⋯⋯⋯⋯⋯ 1 瓣（切末）

調味料

鹽 ⋯⋯⋯⋯⋯ 1/2 小匙
糖 ⋯⋯⋯⋯⋯ 1/2 小匙

做法

❶ 魩仔魚先以水泡約 5 分鐘，撈出瀝乾備用。
❷ 熱鍋後倒入油，放入蒜末爆香。
❸ 續入莧菜與魩仔魚，翻炒。
❹ 起鍋前加入糖與鹽調味即可。

涼拌海鮮青木瓜

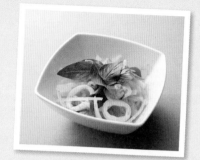

SATURDAY

材料（四人份）

青木瓜 ………… 1 顆
（約 400g）（刨細絲）

透抽 ………… 300g
蛤蠣 ………… 20 顆
洋蔥 ………… 半顆（切絲）
辣椒 ………… 1 條（切片）
九層塔 ………… 5g

調味料

泰式酸甜醬 …… 2 大匙
檸檬汁 ………… 1 大匙
魚露 ………… 1 小匙

做法

1. 將透抽切成圈狀，和蛤蠣一起燙熟備用。
2. 洋蔥絲泡於冷水約 30 分鐘後，瀝乾備用。
3. 將青木瓜絲、步驟 1、步驟 2 以及辣椒放入調理碗中。
4. 放入調味料拌勻即可，盛盤後再放上九層塔。

蒜片鳳梨雞腿排

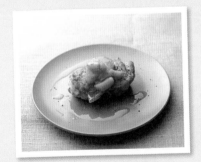

SATURDAY

材料（四人份）

去骨雞腿排 …… 1200g
蒜頭（大顆）… 5 顆
鳳梨 ………… 400g（切片）
橄欖油 ………… 2 小匙

調味料

鹽 ………… 2 小匙
黑胡椒 ………… 適量

做法

1. 將鳳梨切片放入調理碗中，去骨雞腿排也放入碗中，放入橄欖油、鹽和黑胡椒，拌勻靜置約 10 分鐘。
2. 蒜頭去皮，切片。
3. 平底鍋加熱，放入少許油，續入雞腿排煎至兩面金黃後取出，盛盤。
4. 同一鍋子放入蒜片與鳳梨略炒後，雞腿排再放入煎熟，盛盤即可。

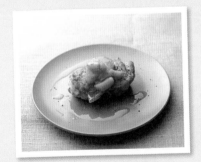

別讓身體不開心　235

材料（四人份）

蓮藕 ……… 600g
小排骨 …… 400g
乾魷魚 …… 200g
蔥 ………… 1 支（切段）

調味料

鹽 ………… 2 小匙（或適量）
胡椒粉 …… 2 小匙
米酒 ……… 2 小匙

SATURDAY
{ 蓮藕排骨湯 }

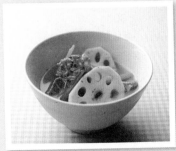

做法

① 將乾魷魚泡水至軟，放入滾水中煮。
② 蓮藕切塊後，與小排骨放入，滾後以小火燉，撈除浮末。
③ 起鍋前放入所有調味料即可。

材料（四人份）

綠豆芽 …… 400g
小黃瓜 …… 300g
白芝麻 …… 少許

調味料

米醋 ……… 1 大匙
白芝麻醬 … 2 大匙
美乃滋 …… 1 大匙
鹽 ………… 1/2 小匙

SUNDAY
{ 豆芽沙拉 }

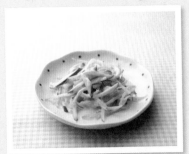

做法

① 將綠豆芽摘頭去尾，放入滾水中燙熟，撈出放入冷水中降溫。
② 小黃瓜切成細絲。
③ 在調理碗中，放入米醋、芝麻醬、美乃滋、鹽，拌勻備用。
④ 將綠豆芽擠乾水分，與小黃瓜絲放入步驟 3 中，拌勻。
⑤ 盛盤後，撒上白芝麻即可。

{ 玉米烘蛋餅 }

材料（四人份）

玉米粒 ···· 200g
洋蔥 ······· 半顆
櫻花蝦 ···· 50g
雞蛋 ······· 4 顆
麵粉 ······· 2 大匙

調味料

鹽 ········· 1 小匙
醬油 ······ 1 小匙

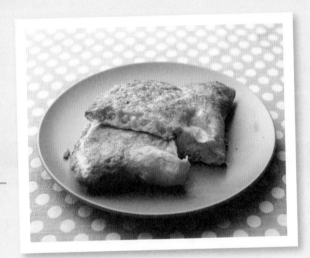

做法

1 將洋蔥切成丁塊。

2 熱鍋後，先炒洋蔥，炒至香氣四溢後，放入玉米粒略微翻炒即可，盛起備用。

3 在調理碗中，放入麵粉與 3 大匙的水，拌勻。

4 再打入雞蛋，拌勻。續入步驟 2 與櫻花蝦，拌勻。

5 平底小鍋倒入油，加熱，倒入蛋汁，轉中小火，蓋上鍋蓋約 2~3 分鐘。

6 翻面，以中小火煎約 2~3 分鐘即可。

SUNDAY

{ 蝦仁腰果炒蘆筍 }

材料 (四人份)

蝦仁 ‥‥‥‥ 400g
腰果 ‥‥‥‥ 100g
蘆筍 ‥‥‥‥ 600g (切 4cm 段)
蒜頭 ‥‥‥‥ 3 瓣 (切末)

調味料

鹽 ‥‥‥‥‥ 1/2 小匙
糖 ‥‥‥‥‥ 1 小匙
醬油 ‥‥‥‥ 1 小匙

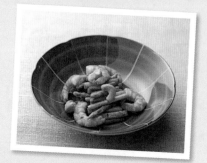

做法

1 乾鍋烘香腰果，備用。
2 熱鍋後，放入蝦仁、蘆筍與蒜末一起翻炒。
3 放入腰果一起翻炒。續入醬油與糖調味。
4 最後再以鹽調味 (如鹹味足夠則不需加鹽)。

SUNDAY

{ 花椰菜濃湯 }

材料 (四人份)

綠花椰菜 ‥‥ 600g (切成小株)
馬鈴薯 ‥‥‥ 2 顆
洋蔥 ‥‥‥‥ 半顆 (切絲)
鮮奶油 ‥‥‥ 100ml
雞高湯 ‥‥‥ 400ml
蒜頭 ‥‥‥‥ 4 瓣 (切末)
橄欖油 ‥‥‥ 1 大匙

調味料

鹽 ‥‥‥‥‥ 1.5~2 小匙
黑胡椒 ‥‥‥ 1/2 小匙

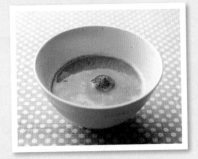

做法

1 將馬鈴薯蒸熟後，切成小塊。
2 燉鍋加熱，倒入橄欖油，放入洋蔥絲與蒜末，炒至洋蔥熟軟。
3 放入綠花椰菜與馬鈴薯翻炒。綠花椰菜接近全熟前，加入已加熱的雞高湯。
4 將步驟 3 倒入果汁機打勻。(或是以手提式攪拌機打勻)
5 加入鮮奶油拌勻，以鹽及黑胡椒調味即可。

養生村 0002

別讓身體不開心

潘懷宗博士把關，讓你吃得最安心的一本食材大全，聰明挑食健康煮，絕不踩食安地雷。

作者 —— 潘懷宗、年代 MUCH 台

食譜設計 —— Joyce 郭靜黛

文字整理 —— 郭茵娜

攝影 —— 林永銘

封面設計
　　　　 —— 小痕跡設計
內頁設計

責任編輯 —— 簡子傑

責任企劃 —— 汪婷婷

董事長
　　　 —— 趙政岷
總經理

總編輯 —— 周湘琦

出版者 —— 時報文化出版企業股份有限公司

　　　　10803 台北市和平西路三段二四○號七樓

　　　　發行專線—（○二）二三○六—六八四二

　　　　讀者服務專線—○八○○—二三一—七○五

　　　　（○二）二三○四—七一○三

　　　　讀者服務傳真—（○二）二三○四—六八五八

　　　　郵撥——九三四四七二四時報文化出版公司

　　　　信箱—台北郵政七九～九九信箱

時報悅讀網 —— http://www.readingtimes.com.tw

電子郵件信箱 —— books@readingtimes.com.tw

第三編輯部
　　　　 —— http://www.facebook.com/bookstyle2014
風格線臉書

法律顧問 —— 理律法律事務所　陳長文律師、李念祖律師

印刷 —— 詠豐印刷股份有限公司

初版一刷 —— 二○一五年十一月十三日

定價 —— 新台幣 三六○ 元

別讓身體不開心：潘懷宗博士把關，讓你吃得最安心的
一本食材大全，聰明挑食健康煮，絕不踩食安地雷。/ 潘
懷宗，年代 much 台著 . -- 初版 . -- 臺北市：時報文化，
2015.11
　　面；　公分
ISBN 978-957-13-6431-5(平裝)

1. 食物 2. 營養　　　　　　411.3　　　　104020261

ISBN 978-957-13-6431-5
Printed in Taiwan